5万人を治した専門医が直伝！

めまいは寝転がり体操で治る

聖マリアンナ医科大学
耳鼻咽喉科教授
肥塚 泉

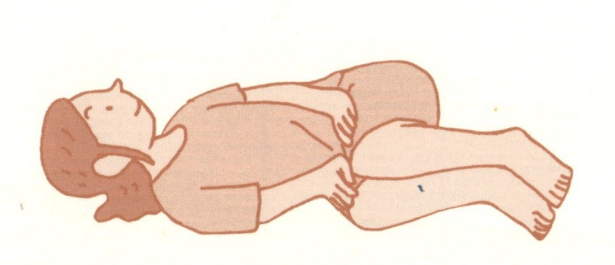

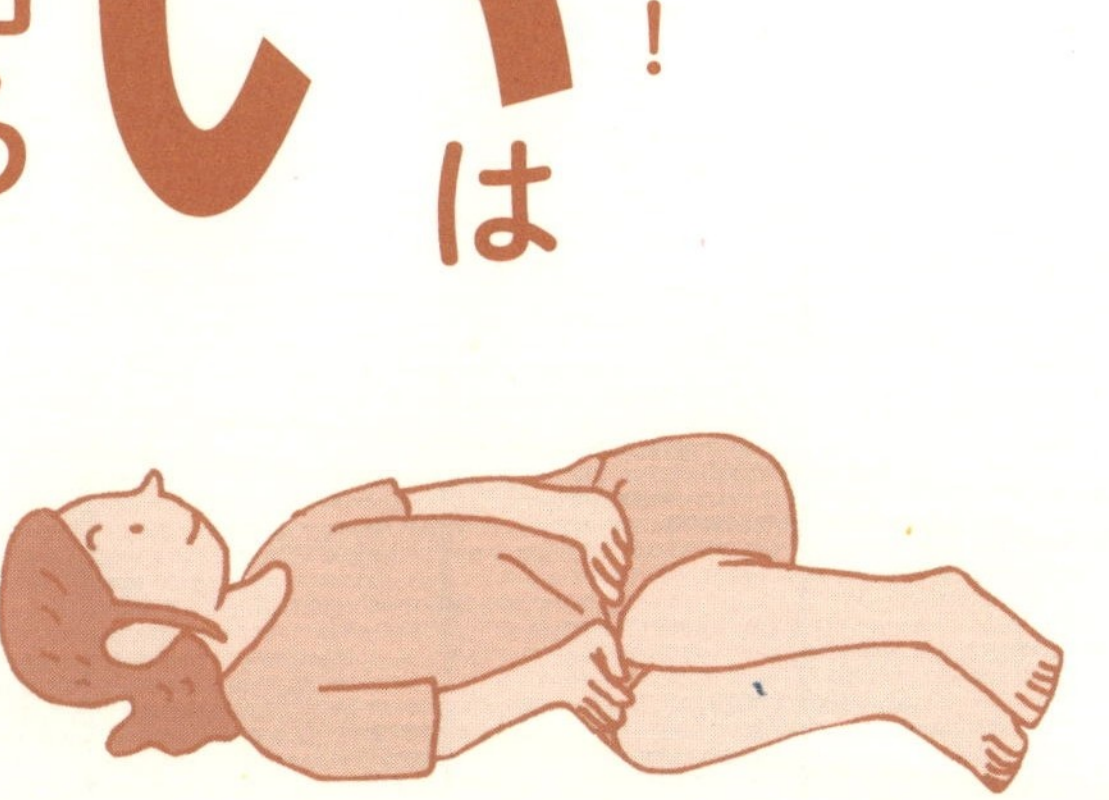

ビタミン文庫　マキノ出版

はじめに

「めまいを治したければ、リハビリテーション（平衡訓練《へいこう》）1つから始めましょう」

これが、私から皆さんに最初にお伝えしたいメッセージです。

私が率《ひき》いる聖マリアンナ医科大学病院の耳鼻咽喉科《じびいんこうか》外来には、めまいを訴える人が多数、受診されます。これまでに私たちが治療にあたった患者さんは、5万人を超えました。

めまいの治療で私が重視してきたのは、患者さんが自分の力でめまいを治せるように、リハビリをしっかりと指導することです。

めまいは、体のバランスを保つ働きに障害が起こることで生じます。最も多い原因は、耳の病気です。

体のバランスを取る平衡感覚は、左右の耳の奥にある内耳《ないじ》がつかさどっています。なんらかの病気によって、一方の内耳の平衡感覚が低下すると、左右のバランスが乱れて、めまいが起こります。

しかし、人間の体は実にうまくできています。

脳の一部である脳幹《のうかん》と小脳が働いて、病気になったほうの耳の働きをカバーし、左右のバランスを修復しようとするのです。

この脳幹と小脳による修復機能を「前庭代償《ぜんていだいしょう》」といいます。強烈なめまいの症状も、時間の経過とともに、ある程度は弱まっていきます。これは、脳幹と小脳によるバランスの修復が進むからです。

この本でご紹介するリハビリには、この脳幹と小脳、特に小脳の働きを活性化して前庭代償を促し、めまいを改善する効果があります。

めまいがよくなるまでの期間には個人差がありますが、リハビリを続けるほどに治癒率《ちゆりつ》は高くなります。

何年間もめまいを抱えて、「どうせ治らない」とあきらめている患者さんも、リハビリを始めると症状が改善し、沈みきった顔に笑顔が戻ります。薬が不要になり、体調に自信を持てるようにもなります。

一例ですが、外来を卒業された患者さんの声をご紹介しましょう。

ー めまいの恐怖から解放されました（67歳女性）

ー 趣味だった社交ダンスを再開しました（83歳男性）

ー 海外旅行に行けるようになりました（73歳女性）

ー 薬に頼らず職場復帰できてうれしいです（42歳男性）

この本を手に取ったあなたも、めまいがなかなか改善せず、不安感やあきらめを抱いていませんか？

「年のせいですよ」「めまいとは一生、つきあっていきましょう」などと医師からいわれて、希望を失っていませんか？

あなたの悩みを解決する第一歩は、めまいが起こるしくみと、ご自身のめまいの原因になっている病気について理解することです。

次に、リハビリの実践です。

この本では、4種類のリハビリを厳選して紹介します。**その中から自分のめまいのタイプに合った「基本のリハビリ」を、1つ行うだけでOKです。**

ちなみに、本書のタイトル（寝転がり体操）は、寝ながら左右に転がる「寝返り体操」と、座った状態からバタンと左右に寝転ぶ「ブラント－ダロフ法」の2つの動きを掛けて、表現したものです。

慣れてきたら、ほかのリハビリを組み合わせると、より効果的でしょう。**でも、まずは1つで大丈夫です。**わずか1種類のリハビリで、めまいの改善に大きな効果を上げることができるのです。

めまいがよくなれば、外出も思いのままです。
仕事に打ち込めますし、やりたかった趣味も再開できます。
本来の生活を取り戻すことで、気持ちも明るくなるでしょう。

この本では、文字の大きさなどを工夫して、めまいに悩む人でも活字を追いやすくしてあります。ぜひ読み進めてください。

2017年2月

聖マリアンナ医科大学耳鼻咽喉科教授　肥塚《こいづか》　泉《いずみ》

めまいは寝転がり体操で治る　目次

第1章 めまいは自分で治せる！

第2章 こんな病気でめまいが起こる

第3章

効果抜群!「めまいのリハビリ」のやり方

第4章

知っておきたい！ めまいに関する○と×

第5章

めまいを自分で治した体験手記

第6章

めまいを起こしにくい体のつくり方

ブックデザイン　小口翔平＋岩永香穂（tobufune）
本文イラスト　堀江篤史
構成　斉藤季子
編集　河村伸治（マキノ出版）

第1章

めまいは自分で治せる！

グルグル、フワフワ、クラッは全部めまい

めまいとは、自分や周囲のものが動いていないのに、動いているような異常な感覚を指します。

ひと口に「めまい」といっても、その感じ方は次のようにさまざまです。

- 天井がグルグル回る
- 谷底に吸い込まれそうな気がする
- 頭がクラクラする
- スポンジの上を歩いているようにフワフワする
- 目の前の景色が上下、左右に流れる

また、めまいには嘔吐《おうと》や頭痛、冷や汗などの症状を伴うことが少なくありませ

ん。ある日、突然に目が回って吐き気がしたら、誰しも怖くなって助けを呼びたくなるでしょう。

聖マリアンナ医科大学病院に救急車で搬送された患者さんのうち、２・６％、およそ50人に１人がめまいを訴えての受診でした（２００８年）。救急車を呼ぶほど、強い恐怖を感じる症状というわけです。

患者さんの年代は、男女ともに**40代から増加し、70代でピークを迎える**傾向があります。男女比については、**およそ男性3割、女性7割**の比率となっています（２０１６年６〜11月の統計）。

めまいと聞くと、脳の病気を思い浮かべる人も多いようです。しかし実際には、**めまいの7割は耳の病気**が原因です。

耳の奥にある内耳《ないじ》には、音を聞き取る働き（聴覚）と、体のバランスを感じ取る働き（平衡感覚《へいこう》）があります。耳になんらかの障害が生じて平衡感覚が低下すると、めまいが起こるのです。

脳の病気が原因で起こるめまいは1割程度です。しかし、数が少ないとはいえ、命にかかわる危険なケースがあるので注意が必要です。

心臓病や動脈硬化《どうみゃくこうか》、過労、頸椎《けいつい》（首の骨）の変形なども原因になります。めまいが起こったとき、それが危険なめまいかどうかは、めまいの現れ方である程度の見当がつきます。以下の3つのタイプに分けて考えましょう。

［回転性めまい］

自分自身や周囲の風景が、グルグル回っているように感じるめまいです。吐き気を伴うケースも多く、実際に嘔吐することもあります。

回転性めまいは症状が激しいので、立つ、歩くといった動作もできなくなる場合が多く、患者さんは大きな不安を抱きます。

しかし、このタイプの多くは内耳の病気が原因なので、多くの場合、命にかかわる心配はありません。

めまいは 3つのタイプに分けられる

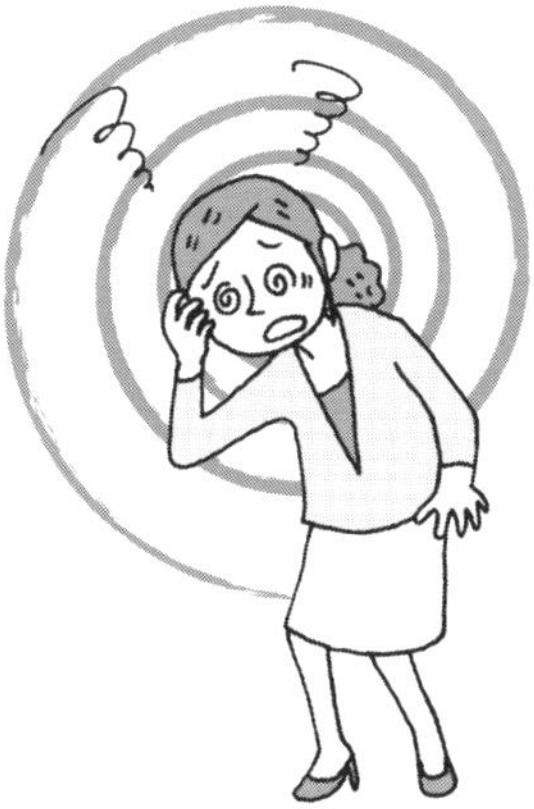

回転性めまい

自分自身や周囲の風景が
グルグル回っているように感じるタイプ

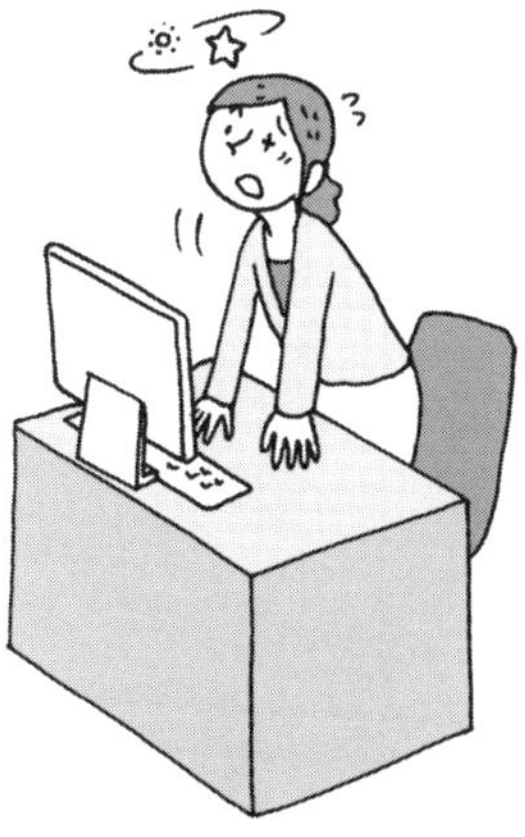

立ちくらみ

急に立ち上がったときに
クラッとしたり、
目の前が暗くなったりするタイプ

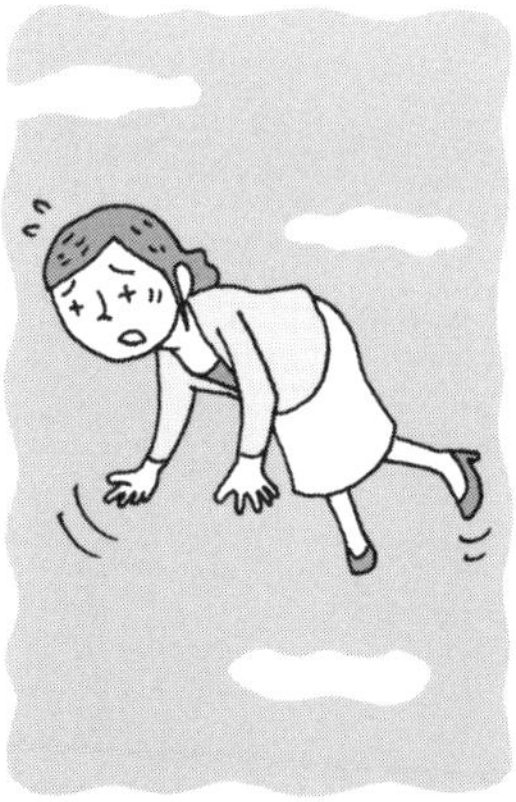

浮動性めまい

体がフワフワ、フラフラと
揺れているように感じるタイプ

ただし、回転性めまいに加えて、手足のマヒやしびれ、激しい頭痛、ろれつが回らない、ものが二重に見えるといった症状がある場合は、脳梗塞《のうこうそく》や脳出血など脳の病気が疑われます。

命にかかわる可能性があるので、救急車を呼ぶか、神経内科や脳神経外科を至急、受診してください。

［浮動性めまい］

体がフワフワと宙に浮く、足元が定まらないなどと感じるめまいです。体がふらついたり、まっすぐ歩けなくなったりします。

耳の病気のほか、過労や睡眠不足、ストレス、脳の病気によっても起こります。

［立ちくらみ］

急に立ち上がったときに起こる、クラッとするめまいです。目の前が真っ暗になったり、気が遠くなったりすることもあります。

このめまいは、血圧の調整をつかさどる自律神経《じりつしんけい》（意志とは無関係に内臓や血管を調整している神経）の働きがなんらかの原因で乱れて、脳の血流が一時的に不足することで起こります。

立ちくらみそのものは命にかかわりません。しかし、トイレや駅のホームなどで、いきなり倒れると危険なので注意が必要です。

また、高齢者の場合は、不整脈による前失神《ぜんしっしん》（失神の一歩手前の症状）である可能性もあるので注意しましょう。


ここがポイント！

- めまいには回転性めまい、浮動性めまい、立ちくらみがある
- 原因は耳の病気、脳や心臓の病気、ストレスなどさまざま
- 手足のマヒや激しい頭痛もあれば至急病院へ

簡単診断！
めまいチェックテスト

耳や脳になんらかのトラブルがあるかどうかは、次の方法でもわかります。

［目の動きをチェック］

眼球の動きは自分では確認できないので、家族などに見てもらいましょう。

①自分の目から20㎝ほど前で、巻尺（メジャー）を横方向に引きます。

②巻尺の目盛を目で追いかけます（右へ60㎝を3秒くらいの速さで、1秒休んで左へ同じく60㎝を3秒くらいで）。

↓結果判定

目盛りを追う眼球が小刻みに揺れたら正常です。揺れない場合は、脳になんらかの異常のある可能性が考えられます。念のために神経内科を受診しましょう。

自宅でできるめまいチェック法

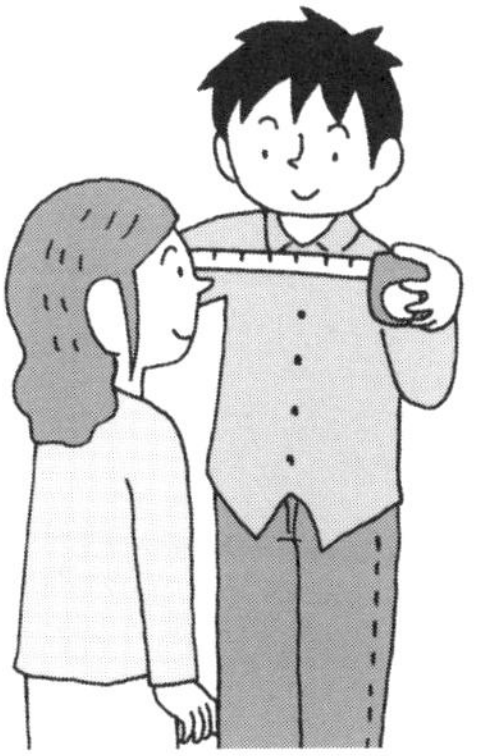

目の動きをチェック

目の20cm前で巻尺を横方向に引き、
目盛を目で追いかける様子を
協力者に見てもらう。
その際、目盛りを追う眼球が
揺れない場合は要注意

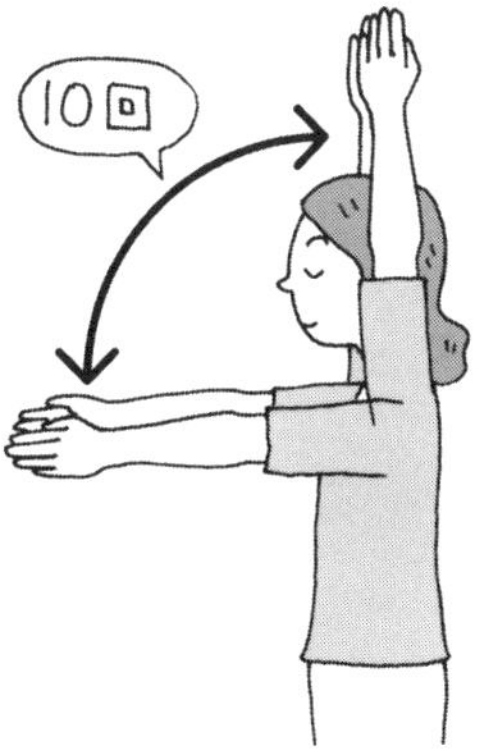

腕の位置をチェック

目を閉じたまま、
両腕を正面で10回上げ下げして、
腕を正面で止めて目を開ける。
腕の高さが左右で10cm以上
違っていたら要注意

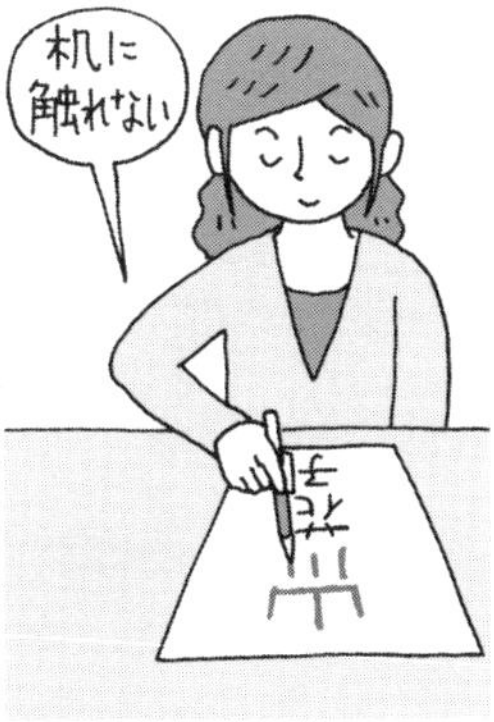

文字のズレをチェック

ペン先のみが用紙に接するようにして、
黒いボールペンで氏名を縦に書く。
次に、第1画目の書き始めに赤いボールペンの
先を置き、目を閉じて、同様に氏名を書く。
赤色の文字が、黒い文字よりも
左右に10度以上ずれたら要注意

［腕の位置をチェック］

① 目を閉じて、両腕を正面で上げ下げします（肩の高さから真上の範囲内で）。

② ①を10回くり返して、腕の動きを正面で止めます。

↓ 結果判定

目を開けて、腕の高さが左右で10㎝以上違っていたら要注意です。右腕が低ければ右耳、左腕が低ければ左耳の内耳の働きが落ちている可能性があります。

［文字のズレをチェック］

① イスに座り、白い紙に黒いボールペンで自分の氏名を縦に書きます。その際、ペンを持たない手は、机に触れないように太ももの上に置きます。ペンを持つ手は、机に触れずにペン先のみが用紙に接するようにします。

② ①で書いた氏名の第1画目の書き始めに、赤いボールペンの先を置きます。

③ 目を閉じて、①と同様に自分の氏名を縦に書きます。

↓ **結果判定**

赤色で書いた文字が、左にずれたり右にずれたりしている場合（角度にして10度以上）は、一方の内耳に異常のある可能性が考えられます。

これらのチェックはあくまで目安ですが、**１つでも当てはまる場合は「めまい予備軍」です。** まだ症状がなくても、将来に症状の出る可能性があります。

耳の健康診断を受けるつもりで、耳鼻咽喉科《じびいんこうか》で検査を受けましょう。

ここがポイント！

- 「目の動き」で脳の異常をチェックできる
- 「腕の位置」で内耳の異常をチェックできる
- 「文字のズレ」で内耳の異常をチェックできる

平衡機能を調整する3つの感覚器

この本でご紹介するリハビリテーション（平衡訓練）は、耳の病気が原因で起こるめまいや、ふらつきの改善に効果を発揮します。

リハビリのやり方は第3章でご紹介します。まずは、体のバランスを保つ働きからお話ししましょう。

私たちは通常、デコボコした地面の上でも急な上り坂でも、立つ、歩く、走るなどの動作をバランスよくこなすことができます。

この体のバランスを取る働きを「平衡機能」といいます。めまいは、平衡機能が障害されることで起こるのです。

左ページのイラストで示すように、平衡機能は3つの感覚器から発信される情報によって調整されています。

体がバランスを保つしくみ

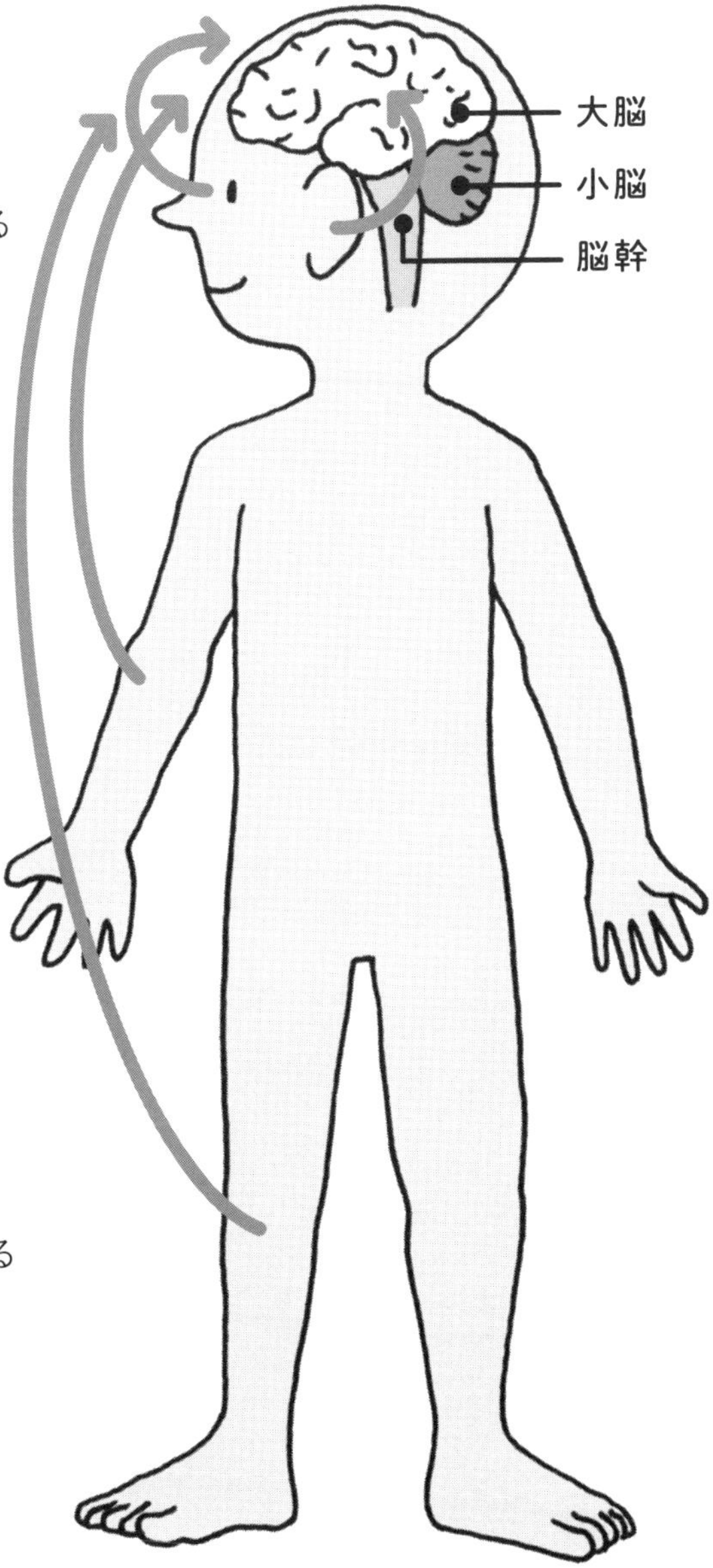

目

目は周囲の景色を見て、
体の位置などの情報を脳に送る

耳

耳の奥にある内耳は、
体の回転や動き、
重力などの情報を脳に送る

全身の筋肉や関節

手足や体の曲がり具合、振動、
加わる圧などから、
体の姿勢などの情報を脳に送る

具体的には、以下のとおりです。

耳は、体の回転や動き、重力などを感じ取る（平衡感覚）。

目は、周囲の景色を見て、体の位置などを感じ取る（視覚）。

全身の筋肉・関節は、体の姿勢などを感じ取る（体性《たいせい》感覚・深部《しんぶ》感覚）。

私たちは体性感覚・深部感覚を普段ほとんど意識しませんが、この感覚によって、目を閉じていても、体の位置や動きを知ることができるのです。

そして、各感覚器の情報を脳幹《のうかん》や小脳が集めて、自分の体がどのように動き、どこにいるのかなど、バランスに関する情報を整理します。

整理された情報をもとに、全身、特に首や脚の筋肉が収縮したり弛緩《しかん》したりして、体のバランスを調節します。

このように、体のバランスは主に、脳幹や小脳と感覚器の情報のやりとりで成り立っているのです。

そのうち、両耳の「前庭器《ぜんていき》」は、とりわけ重要な働きをしています。
めまいの大半が耳の病気として起こるのも、前庭器の役割が大きいからといえます。
次項で耳の構造に触れながら、前庭器の働きを説明しましょう。

ここがポイント！

- 体にはバランスを保つ「平衡機能」が備わっている
- 平衡機能は目、耳、全身からの情報で成り立つ
- 両耳にある前庭器はとりわけ重要な働きをする

めまいはなぜ起こる？

耳は外側から、外耳《がいじ》、中耳《ちゅうじ》、内耳に分けられます。最深部である内耳には、聴覚をつかさどる「蝸牛《かぎゅう》」と、体のバランスをつかさどる「前庭器」があります。

前庭器は、三半規管《さんはんきかん》と耳石器《じせきき》からなります。

三半規管は体の回転運動を感じる器官です。3つの半円の管《くだ》からできており、それぞれの管は「前半規管《ぜんはんきかん》」「後半規管《こうはんきかん》」「外側半規管《がいそくはんきかん》」と呼ばれています。

前半規管と後半規管は垂直方向の回転運動を感じ、外側半規管は水平方向の回転運動を感じます。

三半規管の内部はリンパ液（内リンパ液）で満たされており、その流れ方から頭や体がどのような速さで、どの方向に回転したかを感じ取るのです。

耳の構造

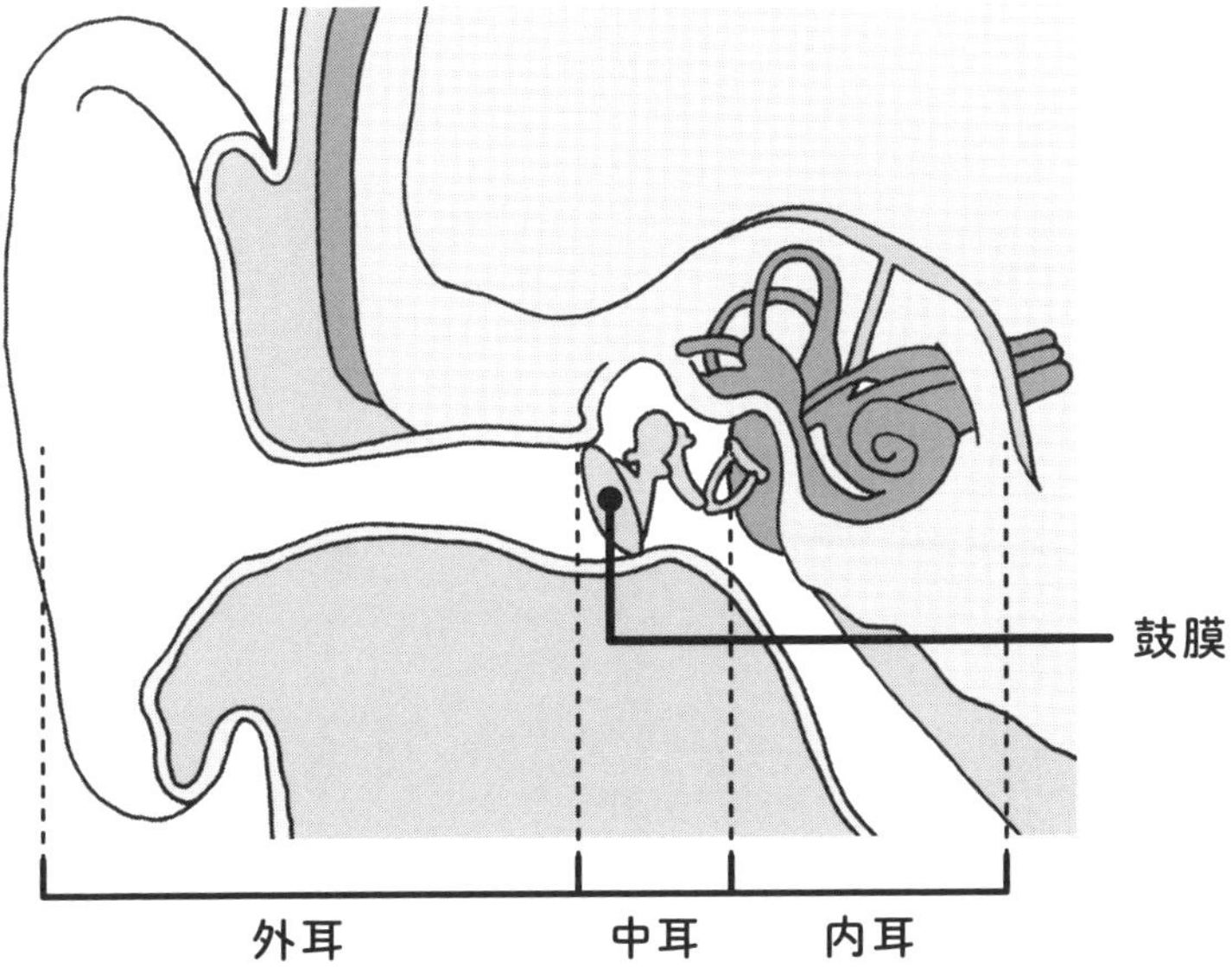
鼓膜
外耳
中耳
内耳

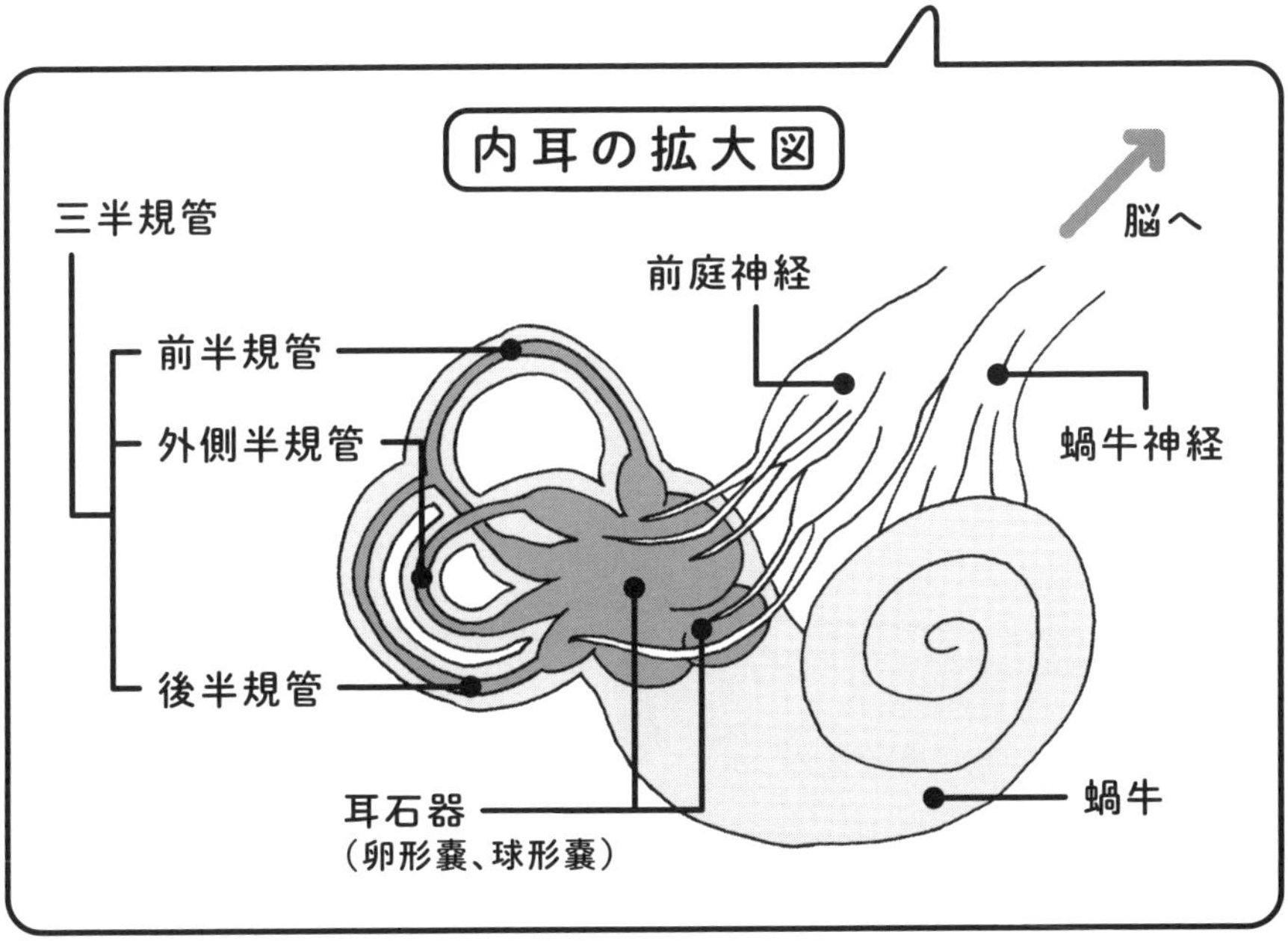
内耳の拡大図
脳へ
三半規管
前庭神経
前半規管
蝸牛神経
外側半規管
後半規管
蝸牛
耳石器
（卵形嚢、球形嚢）

耳石器は、卵形嚢《らんけいのう》と球形嚢《きゅうけいのう》という2つの袋状の器官からなります。その中には、炭酸カルシウムでできた小さな結晶（耳石《じせき》）が入っています。

頭を動かすと耳石も動き、その動きを感覚細胞がとらえて、上下方向、前後方向、左右方向の体の動きや傾き、重力などを感じ取ります。

三半規管と耳石器が働くことで、私たちは空間を立体的にとらえることができる、というわけです。

つまり、片側の耳の前庭器は3つの半規管と2つの耳石器からなり、**合計5つのセンサーが体のバランスを取る働きをしている**のです。

どちらかの内耳のセンサーが故障した場合には、当然、脳に送られるバランスの情報に左右差が生じます。

例えば、実際には「頭が右に30度傾いている」とします。ところが、故障している側のセンサーからは「頭の位置はまっすぐだ」という誤った情報が脳に送られます。

左右の前庭器から送られる情報にこうしたズレが生じると、体のバランスを取るための情報が脳にうまく伝わらなくなります。

こうして、脳が誤った情報によって混乱することで、めまいを感じるというわけです。

前庭器がトラブルを起こすと、その情報は脳の神経回路に伝わり、さまざまな体の反射を引き起こします。

例えば、動眼神経《どうがんしんけい》など眼球の動きを制御する神経に伝わると、眼球の動きを調節できなくなり、眼球が無意識に水平または上下に動く「眼振《がんしん》」が起こります。すると、目が回ったり、ものがぶれて見えたりします。

また、脊髄《せきずい》（背骨の中を通る神経の束）の運動神経に伝わると、体が左右に揺れたり、足元がふらついたりします。

自律神経に伝わると、吐き気、冷や汗などが引き起こされます。

こうしためまいを引き起こす内耳の病気は、主に4つあります。詳しくは次章でお話ししますので、ここでは名称だけ知っておきましょう。

❶ 良性発作性頭位《りょうせいほっさせいとうい》めまい症（48ページ参照）

❷ メニエール病（54ページ参照）

❸ めまいを伴う突発性難聴《とっぱつせいなんちょう》（60ページ参照）

❹ 前庭神経炎《ぜんていしんけいえん》（64ページ参照）

このように、めまいを生じる病気には、さまざまなものがあります。

しかし、めまいの持続時間や伴う症状などから、ご自身の病名を探ることができます。

医療機関で診断がついている人もいると思いますが、再確認する意味で34ページの「めまいの診断フローチャート」をお試しください。

もちろん、確定診断は医師によってなされるものですが、参考になると思います。

それぞれの病気の解説と、各病気に対応する「基本のリハビリ」は、第2章と第3章で詳しくご紹介します。

ここがポイント！

- めまいの大半は内耳の病気で起こる
- 前庭器の不調が原因となることが多い
- めまいを起こす病気は主に４つ（良性発作性頭位めまい症、メニエール病、めまいを伴う突発性難聴、前庭神経炎）

めまいの診断フローチャート

「はい」か「いいえ」で答えて、次の方向へ進みます。
行き着いた先が予想される病名です

めまいがある

以下の項目に1つでも当てはまる場合は「はい」を選択

- □ ろれつが回らない
- □ 発音がうまくできない
- □ マヒやしびれがある
- □ うまく歩けない
- □ ものが二重に見える
- □ 細かい手作業ができない

はい

脳の障害によるめまい（中《ちゅう》枢《すう》性《せい》めまい）

脳を損傷している可能性あり。
至急、神経内科あるいは脳神経外科へ

いいえ

耳の症状がある

- □聞こえにくい
- □耳鳴りがする
- □耳が詰まった感じがする

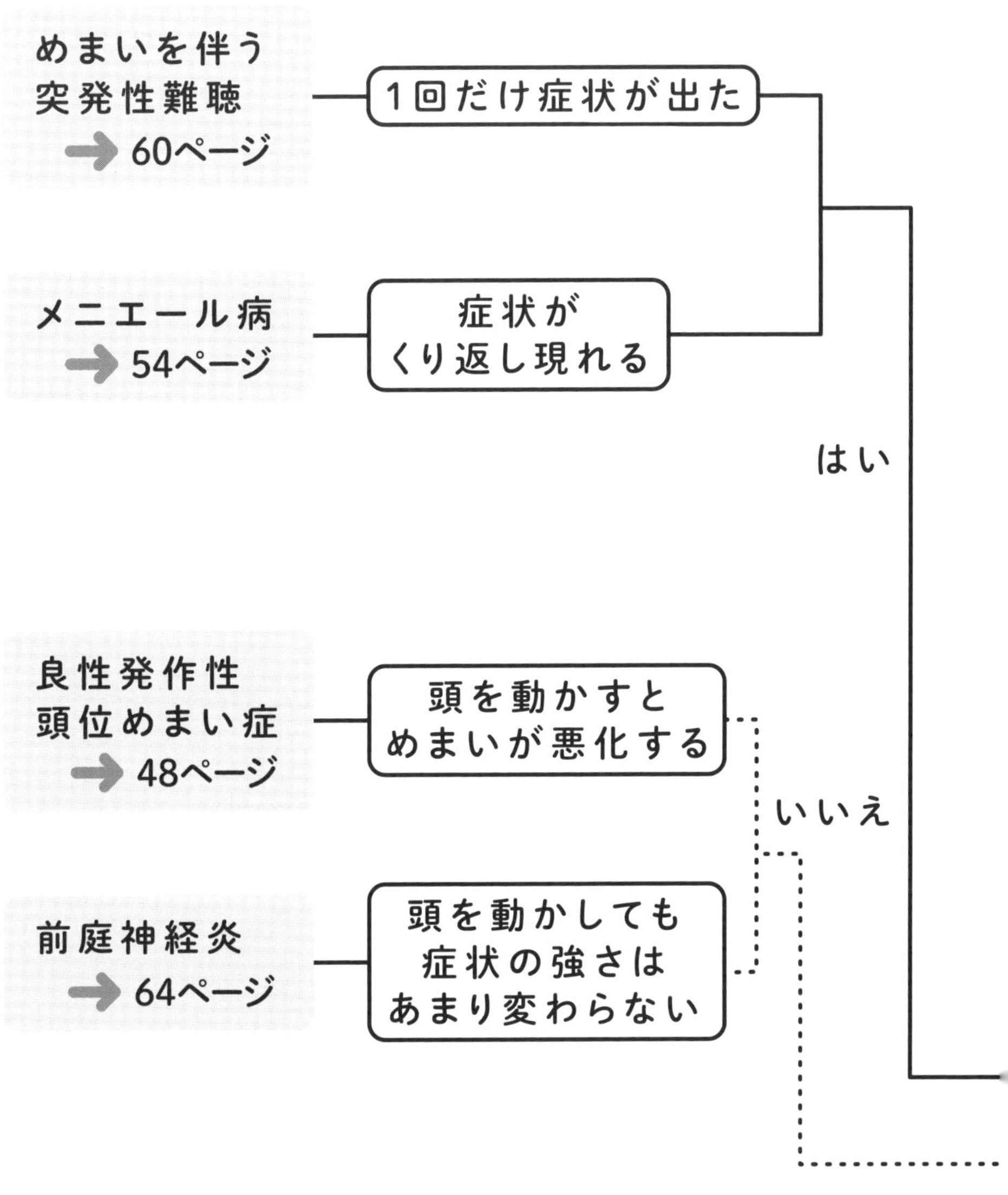

めまいを感じたら、早めに耳鼻咽喉科へ。
上記に当てはまらない場合は、
薬物によるめまいや、ストレスなどが原因の心因性めまいの可能性も

めまいは薬で治らない

めまいは、症状が強い「急性期」と、病気自体は完全に治っていないものの症状がある程度治まっている「慢性期」に分けられます。

急性期は、目がグルグル回る、嘔吐する、ムカムカが止まらない、冷や汗が吹き出すなど、ひどい車酔いにも似た状態です。

あまりにも症状がつらいために、精神的に不安定になる患者さんも多く見られます。

この段階においては、症状をやわらげたり改善したりする薬物療法が有効といえます。

主に用いられる薬は以下のとおりです。

ー 吐き気止め（プリンペラン）

- 酔い止め（トラベルミン）
- めまいに対する不安や恐怖感を取り除く精神安定剤（セルシン）
- めまい止め・血流改善薬（メリスロン、セファドール、メイロン）

なお、吐き気があって薬を飲めない人には、注射や点滴で薬を用います。

急性期の過ごし方は、安静第一です。

静かな暗い部屋で、楽な姿勢を取って体を休めましょう。症状が激しい期間は、短い人で数時間、長くても1～3日間ほどです。

一方、めまいはほとんど消えたのに、なんとなくフワフワする感じが続く人、体がフラフラする人、あるいは忘れた頃にグルグルするめまいをくり返す人がいます。

そうした慢性期の症状を軽くするためにも、薬が必要になることはあります。

特にメニエール病では、しばらくの間、浸透圧利尿薬《しんとうあつりにょうやく》という体内の水分排出を促す薬が使われることがあります。

また、めまいを伴う突発性難聴に対しては、低下した聴力の改善を目的に、ステロイド（副腎皮質《ふくじんひしつ》ホルモン）剤などが用いられます。

しかし、これらを除けば、**薬物療法はあくまで「対症療法」であり、めまいを薬で根本的に治すことはできません。**

急性期を過ぎて慢性期に入ったら、安静はNGです。「不調だから横になりたい」という気持ちはわかりますが、体を動かさないと筋力・体力ともに低下し、全身の血流も悪くなります。

耳の血流が悪くなれば、内耳の働きも回復しません。

そこで、こうした急性期を過ぎた人に、ぜひ取り組んでいただきたいのが、本書でご紹介するリハビリなのです。

詳しくは第3章に譲りますが、この本では、めまいの主な4つの病気にそれぞれ対応する「基本のリハビリ」をご紹介します。

たった１つのリハビリから、めまいは改善できます。

最初は回数をこなせなくてもかまいません。少しずつでもいいので、まず始めてください。

リハビリなくして、めまいは改善しません。その理由は、次項でお話ししましょう。

ここがポイント！

- 症状が強い急性期には薬物療法が有効
- しかし慢性期では多くの場合、薬でめまいは治せない
- 急性期を抜けたらリハビリに励む

リハビリで脳幹と小脳が活性化する

リハビリのポイントは、**脳幹と小脳による「前庭代償《ぜんていだいしょう》」というしくみ**です。脳幹は、大脳と脊髄をつなぐ、キノコでいえば足のつけ根の部分にあります。めまいが発症した早期は、主にこの部分が積極的に働いて、徐々にめまい症状が軽くなっていきます。

つまり、どちらかの前庭器の平衡感覚が低下して左右のバランスが乱れた場合に、それを調整する働きがあるのです。これが「早期の前庭代償」です。

一方、小脳は後頭部の下方にあり、体の運動全般を調節する働きをしています。前述したように、目や耳、関節・筋肉などの感覚器から情報を集め、体のバランスを取る働きもしています。

そして、低下した前庭器からの情報に対して、目や関節・筋肉などの感覚器か

平衡感覚を調整する脳の働き

前庭代償が働く前

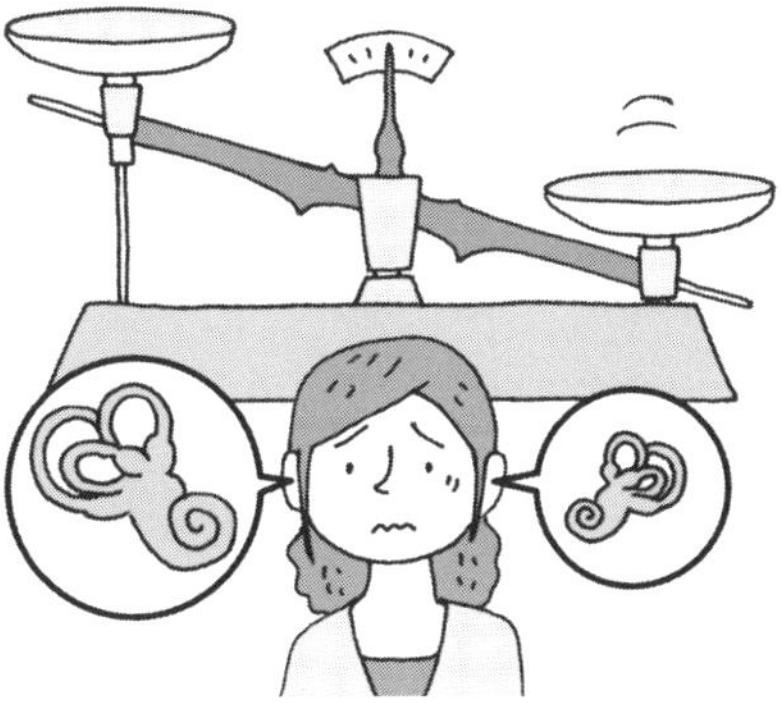

平衡感覚が低下し、左右のバランスが乱れた状態

前庭代償が働いた後

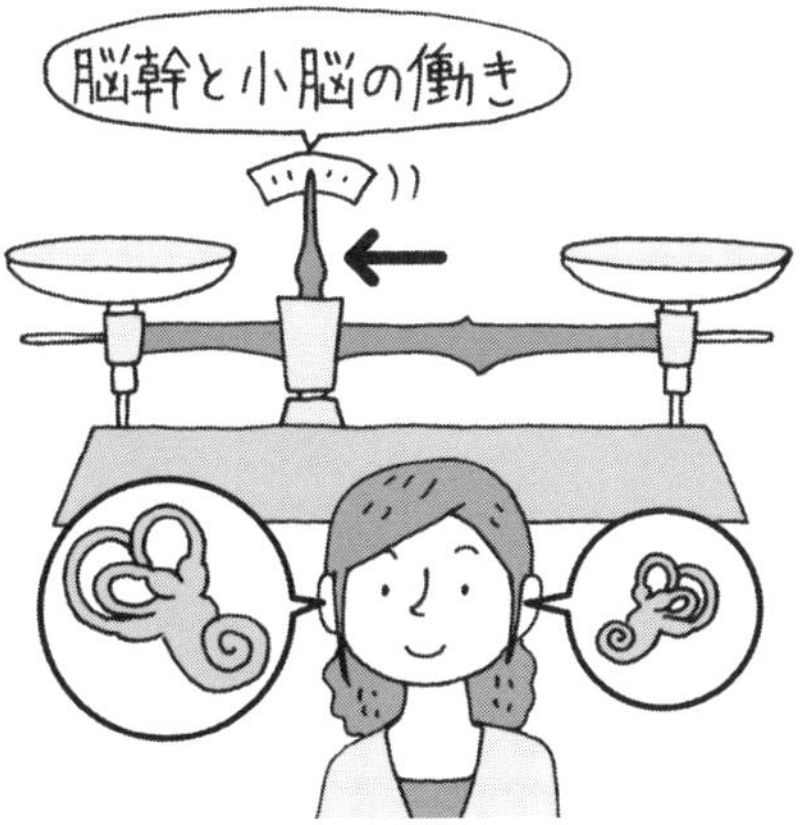

乱れたバランスを脳幹や小脳が調整しようとする

↓

**脳幹・小脳を活性化させて
前庭代償を促すのがリハビリの目的**

らの情報のズレを再調節して、バランスを調整する働きがあります。これが「中期・後期の前庭代償」です。

前庭代償は、もともと体に備わっているしくみです。急性期を過ぎて、めまいが慢性期に入ると、この前庭代償が働き始めます。

ただし、自然に任せておくだけでは、前庭代償に時間がかかります。そこでリハビリの出番です。

本書でご紹介するリハビリは、前庭代償に関与する脳幹と小脳のうち、特に小脳を活性化して、中期・後期の前庭代償を促し、めまいの改善をスピードアップする作用があるのです。

リハビリを続けることで、以下の3つの〝効果〟が得られます。

❶ めまいに慣れる（慣れ）

頭や上半身を動かすリハビリを行うと、初めはめまいがひどくなるケースがあります。

しかし、あえてめまいを起こすリハビリを続けることで、めまいに対する〝慣れ〟が生じ、めまいを感じにくくなります。

❷ 目の動きを調整してめまいを起こしにくくする（適応）

平衡感覚が正常に保たれているとき、眼球は頭の動きと逆方向に動くように調整されます。頭を右に動かすと眼球は左に、頭を左に動かすと眼球は右に動き、その後は正面に戻ります。

しかし、耳の平衡感覚が低下すると、その影響で目の動きが調整できなくなり、眼振が起こります。

例えば、右耳に障害が起こった場合、頭を右に動かしたときに、目は頭部とともに右に動いてから中心に戻るという動きをくり返します。こうなると視点が定まらなくなって、めまいを感じるのです。

目を動かすリハビリを行うと、こうして目の動きが一時的に乱れます。しかし、リハビリを続けるうちに、小脳はその乱れに適応し、バランスを立て直す回路をつくります。その結果、めまいが起こりにくくなるのです。

❸目や筋肉・関節からの情報を増やしてバランスを回復する（感覚代行）

本書でご紹介するリハビリには、「目や頭を動かす」「体を左右に倒す」「頭を動かしながら歩く」などの動作があります。

これらの動作を行うと、耳の平衡感覚、目の視覚、筋肉・関節の体性感覚・深部感覚が刺激されます。これにより、体の動きや位置、回転、重力といったバランスに関する情報が、小脳にふんだんに送られます。

このとき、前庭器の平衡感覚が低下していても、ほかの感覚器からの情報で補うことで、小脳は「どうすればバランスが取れるか」を学習し、体の運動を調整するようになるのです。

つまり、リハビリをやればやるほど小脳の学習量は増え、バランスを取るための新しい回路がつくられます。それにつれて、めまいは改善していきます。よく「体で覚える」といいますが、実は「小脳が覚えた」のです。そして、小脳に学習を促す最善の方法が、リハビリを続けることです。

めまいのリハビリには、さまざまな種類があります。私は国内外の研究で「効果的」と判定されている手法を患者さんに指導しています。

この本では4種類のリハビリを厳選しました。詳しいやり方は、第3章でご紹介します。

ここがポイント！

- 脳幹や小脳には左右のバランスを修復する働きがある（前庭代償）
- リハビリで前庭代償を促すことでめまいが改善する
- 本書では最大限の効果が上がるリハビリを厳選

コラム1

めまい診断に用いられる主な検査

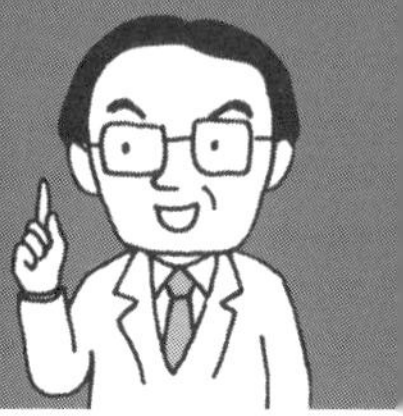

●目の動き（眼振）を調べる検査

めまいが起こっているときには、眼振（31ページ参照）が現れます。揺れる向きなどを観察することで、内耳のどこに異常が生じているかがわかります。

●体のバランスを調べる平衡機能検査

直立姿勢や足踏み運動、文字を書くなど、いろいろな方法を用いて、体のバランスに異常がないかどうかを調べます。

●耳の聞こえを調べる聴力検査

さまざまな周波数の音を使い、耳の聞こえや難聴の程度を調べます。

●脳の状態を調べる画像検査

ＭＲＩ（核磁気共鳴画像）やＣＴ（コンピュータ断層撮影）などの検査で、脳の異常の有無を調べます。

第2章

こんな病気で
めまいが起こる

めまいを引き起こす代表的な4つの病気

めまいを治すには、病気の特徴を理解することが大切です。それがわかると、リハビリテーション（平衡訓練《へいこう》）でめまいが改善するしくみもわかります。めまいを起こす主な病気は4つあります。該当する項を読んだら、第3章に進んで、さっそくリハビリを始めましょう。

［良性発作性頭位めまい症］

基本のリハビリ→寝返り体操（74ページ参照）

◯頭の位置を変えるとめまいが起こる

耳が原因のめまいの中で最も多く、患者さんの約半数を占めます。

この病気は、寝返りを打ったとき、靴ひもを結ぶとき、洗濯物を干すときなど、頭を特定の位置に動かしたときに回転性めまいが起こります。

目が回る感覚は強烈で、吐き気や嘔吐《おうと》も伴います。症状が非常に激しいため、不安感や恐怖感を訴える患者さんも少なくありません。

通常、良性発作性頭位《りょうせいほっさせいとうい》めまい症によるめまいは、**30秒くらいで治まります。難聴や耳鳴りなど、聴覚の症状は伴いません。**

「良性」という名がつくように、自然に治癒《ちゆ》する割合が多い病気です。ただし、再発することもあります。

男女比では、女性が男性の4～5倍という多さです。発症年齢は50～60代以降の女性に多く起こります。

◯耳石が三半規管に入るのが原因

良性発作性頭位めまい症は、内耳《ないじ》にある耳石器《じせきき》から耳石がはがれ、三半規管《さんはんきかん》の中に入り込むことで発症します。

三半規管の内部はリンパ液で満たされています。しかし、耳石が三半規管に入ると、頭を動かしたときに耳石が動き、内部のリンパ液に流れが生じます。

頭の動きが止まった状態でも耳石が転がり続けると、三半規管内のリンパ液が流れ続け、脳には「頭が動いている」というエラー情報が送られます。

一方、目や手足の筋肉・関節からは「頭は止まっている」という情報が送られます。この情報のズレにより脳が混乱し、めまいが起こるのです。

中高年女性の患者数が多いのは、**閉経後に女性ホルモン**（卵胞《らんぽう》ホルモン）**の分《ぶん》泌《ぴつ》が低下し、骨粗《こつそ》鬆《しょう》症《しょう》が発症しやすいことが一因**と考えられています。

耳石の主成分は、骨と同じ炭酸カルシウムです。骨粗鬆症で骨がもろくなるように、耳石ももろくなってはがれやすくなり、三半規管に入るのです。

頭を強く打った場合も、衝撃で耳石がはがれて発症することがあります。

また、運動不足も原因です。頭を動かさずにいると、耳石器からはがれた耳石

良性発作性頭位めまい症は なぜ起こるか

正面を向いているとき

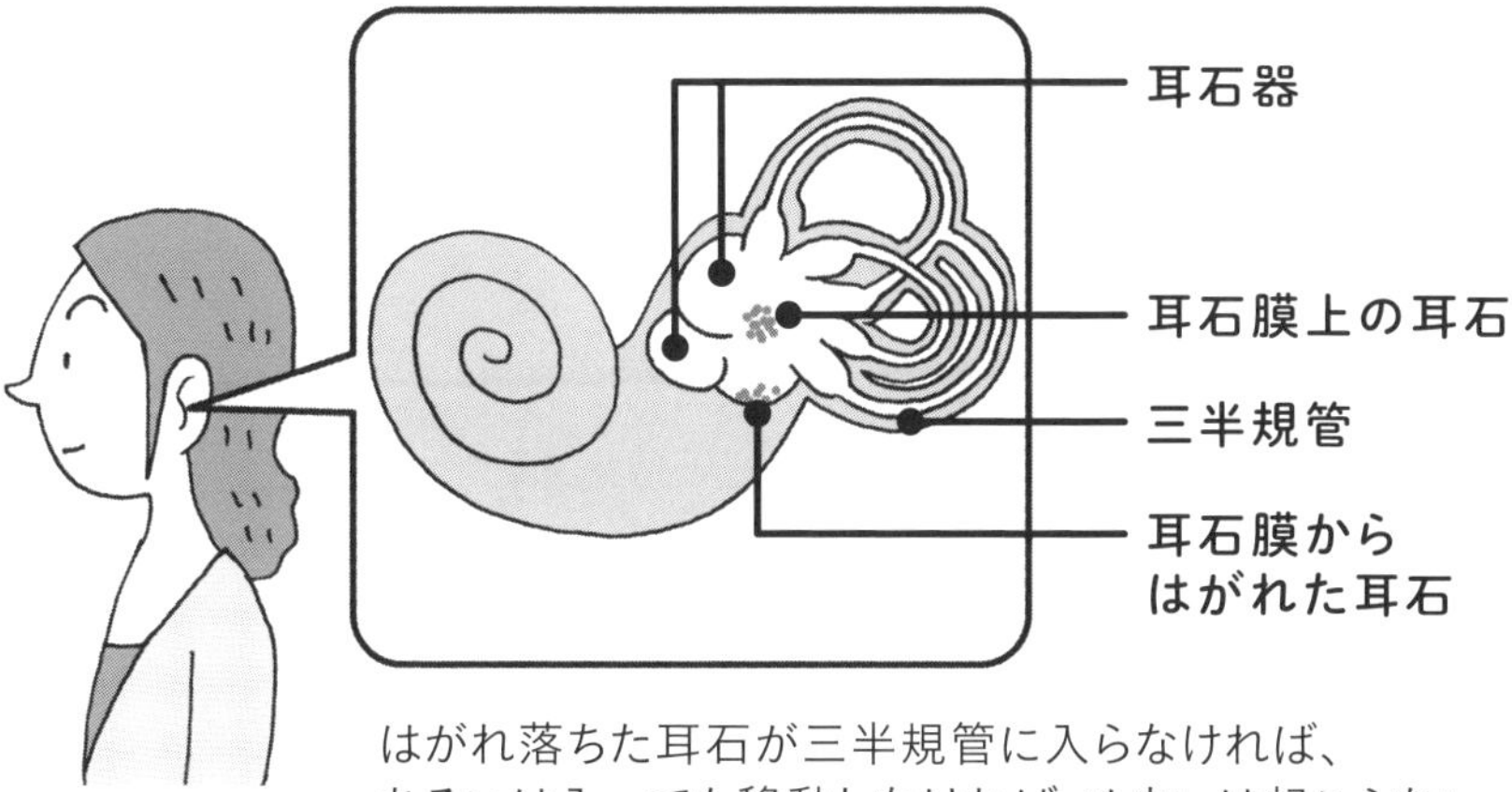

はがれ落ちた耳石が三半規管に入らなければ、
あるいは入っても移動しなければ、めまいは起こらない

頭を動かしたとき

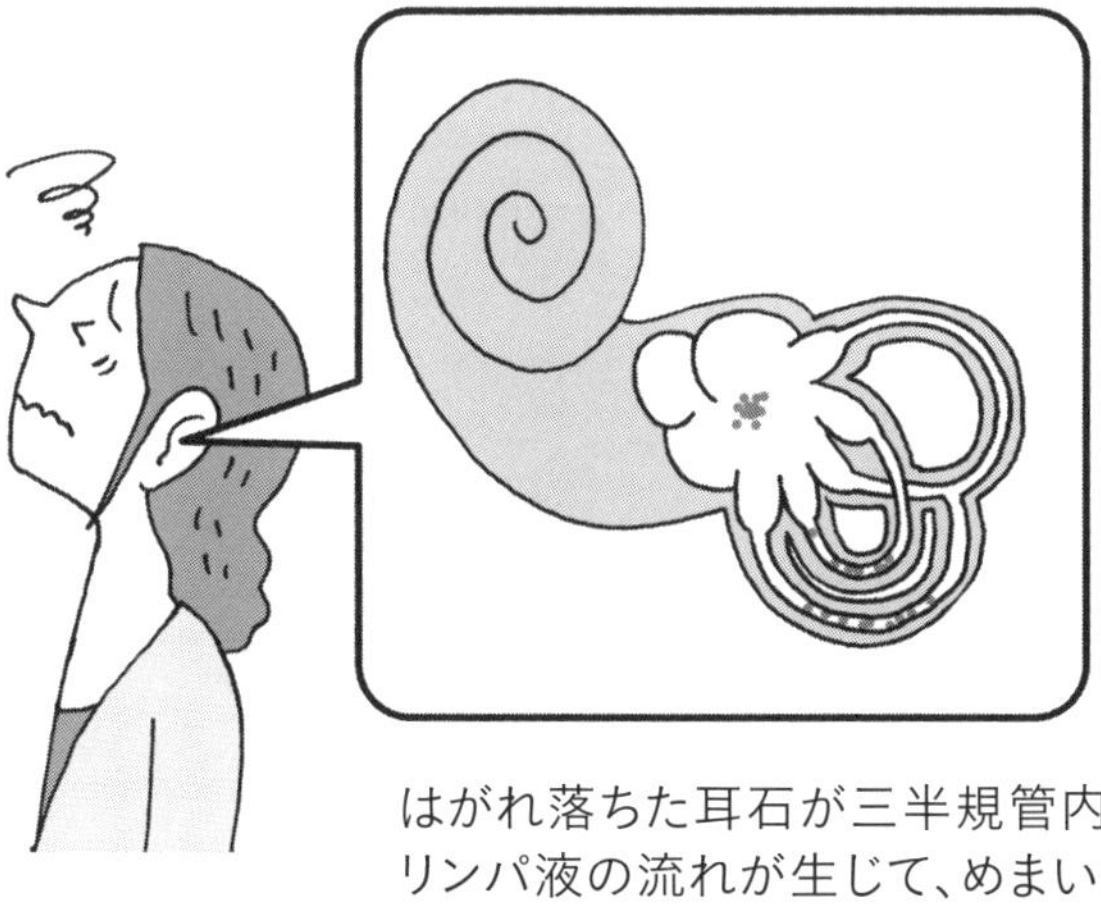

はがれ落ちた耳石が三半規管内を移動すると、
リンパ液の流れが生じて、めまいが起こる。
症状は30秒くらいで治まるが、くり返すのが特徴がたまって、塊《かたまり》ができやすくなります。その塊が症状の引き金になるのです。

◯寝返り体操で耳石を排出できる

良性発作性頭位めまい症は、耳石を三半規管から取り除けば治ります。薬物療法はあくまでも、めまいや吐き気などを抑える対症療法にすぎません。

物理的に耳石を取り除く方法の1つに「エプレイ法」があります。1980年代にアメリカ人の開業医・エプレイ氏によって考案された治療法です。

エプレイ法は、めまいのときに生じる眼振《がんしん》を確認しながら、医師が患者さんの頭を動かすことで、三半規管に入った耳石を物理的に取り除きます。

1回の治療で7割程度の患者さんのめまいが消失することが知られています。しかし、エプレイ法は患者さんが1人で行うことはできません。

そこで、良性発作性頭位めまい症の人にお勧めする基本のリハビリが、**「寝返り体操」**（74ページ参照）です。この体操は、いわば「エプレイ法の家庭版」として、当院の耳鼻咽喉科《じびいんこうか》で考案しました。

良性発作性頭位めまい症は、睡眠時に寝返りを打たない人がなりやすいことが知られていました。つまり、寝返りを打てば良性発作性頭位めまい症は治るのではないか、という発想から生まれた体操です。

患者さんが自分で頭を動かすことで、エプレイ法と同様、三半規管に入った耳石が元々あった耳石器のほうに移動したり、塊になった耳石を砕いたりする効果があると考えています。

続けることで、めまいが再発しづらくなり、予防効果も期待できます。

ここがポイント！

- 良性発作性頭位めまい症は回転性めまいが特徴
- 原因は三半規管に入り込んだ耳石
- 「寝返り体操」で三半規管の耳石を排出・破砕できる

［メニエール病］

基本のリハビリ↓ブラントーダロフ法（78ページ参照）

○めまいに難聴・耳鳴りを伴う

耳の病気のなかでも知名度の高いのが、メニエール病です。しかし、患者さんの数は、めまい全体の10％程度と多くはありません。働き盛りの人に起こりやすく、女性にやや多い傾向が見られます。

メニエール病によるめまいは、**20分から半日ほど続きます。回転性めまいを何度もくり返し、その頻度《ひんど》は週に数回から年に数回と個人差があります。**

めまいに強い吐き気や、嘔吐を伴うケースが多く見られます。

また、**難聴**（特に低音が聞こえにくい）**や耳鳴り、耳閉感《じへいかん》**（耳が詰まった感じ）**など、聴覚の症状を伴う**のが特徴です。めまいの発作をくり返すたびに、聴力が低下していくケースも少なくありません。

めまいに難聴や耳鳴り、耳閉感が伴う場合、早めに耳鼻咽喉科を受診しましょう。

○主な原因はストレス

メニエール病の原因は、内耳全体の「水ぶくれ」です。

内耳にある三半規管や耳石器、音を感じ取る蝸牛《かぎゅう》は筒状になっており、内リンパ液で満たされています。

内リンパ液がなんらかの原因で増え、筒の内部に内リンパ液がたまって〝水ぶくれ状態〟になると、三半規管や蝸牛の感覚細胞を圧迫するようになります。

三半規管や耳石器の感覚細胞が圧迫されるとめまいが生じ、蝸牛の感覚細胞が圧迫されると難聴や耳鳴り、耳閉感が起こります。

水ぶくれの原因は諸説ありますが、**最も有力なのはストレス説**です。

心身にストレスがかかると、ホルモンの分泌に影響して、体内に水分をため込む抗利尿ホルモンが分泌されます。

内耳では、内リンパ液が増えて水ぶくれが起こり、メニエール病を発症すると考えられているのです。

このしくみは、野生のライオンを例にすると、わかりやすいかもしれません。

2頭の雄ライオンが、臨戦態勢に入っているとしましょう。このような緊急事態では、オシッコをしている場合ではありません。

そこで、ライオンの体はしっかりと闘えるように、抗利尿ホルモンを分泌して水分をため込むことで尿意を抑えます。実に、理にかなったしくみなのです。

しかし、このしくみが内耳に作用すると、メニエール病の引き金になります。

メニエール病にかかる人は総じて、責任感が強く几帳面《きちょうめん》の傾向があります。

すると体は常に、ライオンの〝戦闘モード〟と同じ状態です。抗利尿ホルモンが働き、内耳が水ぶくれを起こします。

そのため、規則正しい生活とともに、ストレスを発散することが肝心です。

メニエール病はなぜ起こるか

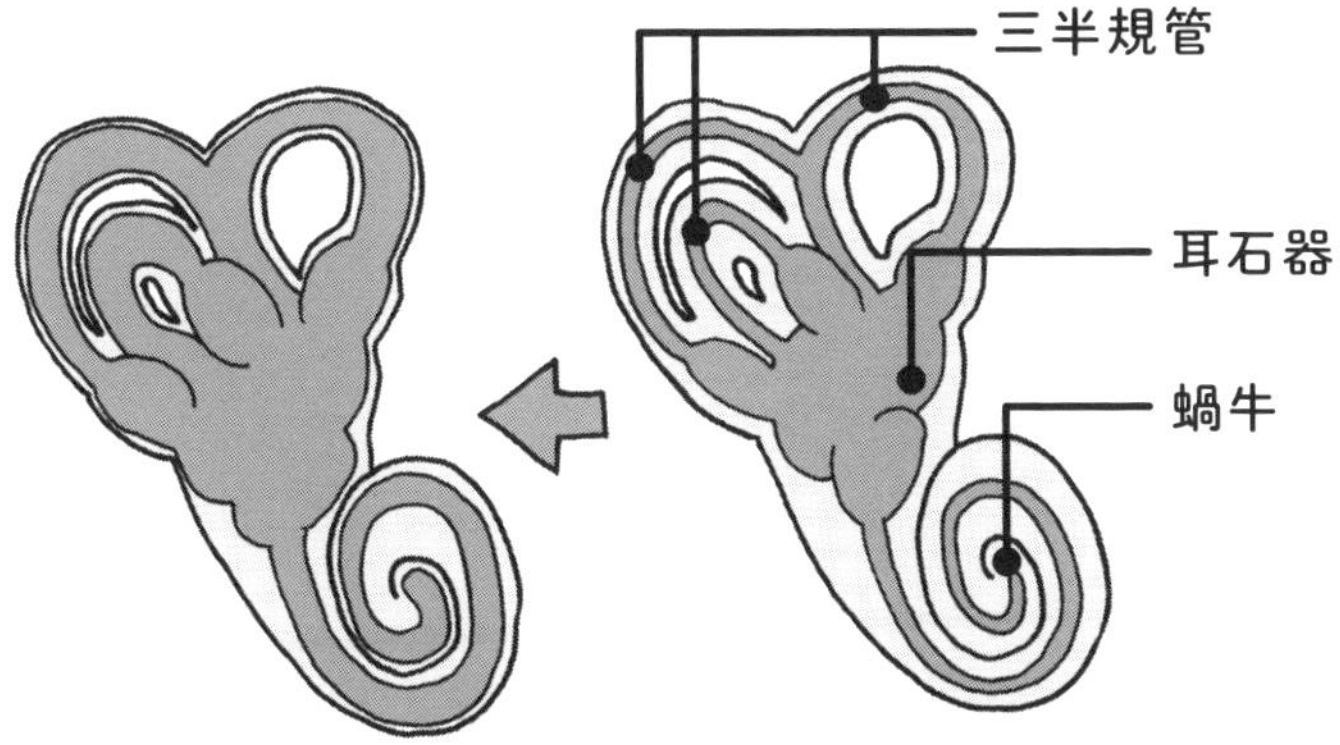

内リンパ液がたまって、内耳全体が水ぶくれのような状態になる。
三半規管や耳石器の感覚細胞が圧迫されるとめまいが生じ、
蝸牛の感覚細胞が圧迫されると難聴や耳鳴り、耳閉感が生じる。
症状は20分から半日ほど続き、それをくり返すのが特徴。
数年続くこともある

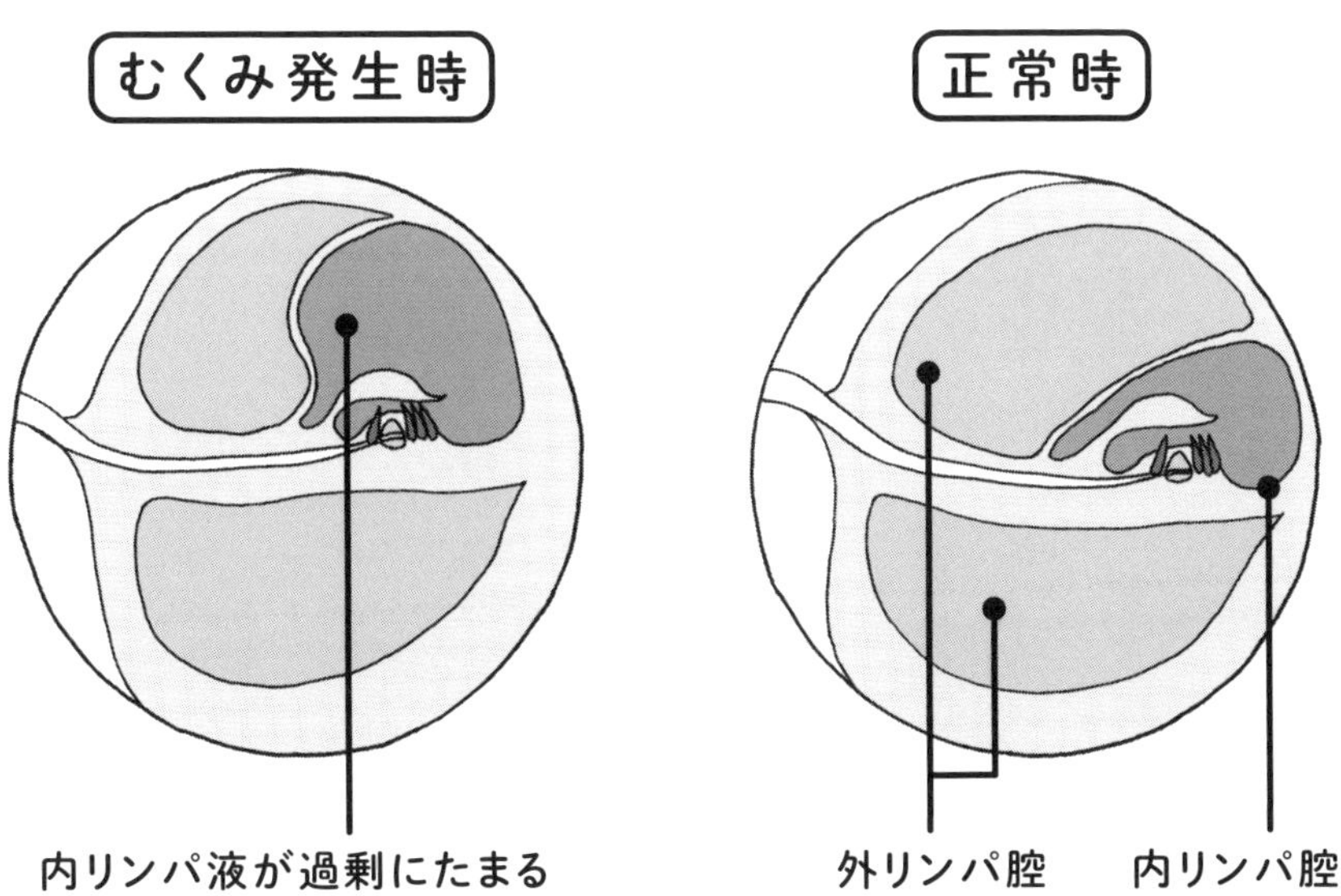

○小脳を活性化してめまいを改善

メニエール病には、内耳の血液循環を促す内耳循環改善薬や、内耳の水ぶくれを改善するために尿の排泄《はいせつ》を促す利尿薬（浸透圧利尿薬《しんとうあつりにょうやく》）などを用います。

専門家のなかには、利尿薬は効果がないとする意見もあります。

しかし、私の経験では、利尿薬を1～2カ月使うことで水ぶくれが改善し、めまいが軽快に向かうケースが多く見られます。個人差はありますが、利尿薬は試す価値があると考えています。

メニエール病の人に、ストレスケアとともにお勧めしたい基本のリハビリが、**「ブラントーダロフ法」**です（78ページ参照）。大きなめまい発作はなくなったものの、ふらつきや浮動感が続く人にお勧めです。

ブラントーダロフ法は、体を左右に倒します。動作が大きいので一時的にめまいを誘発しますが心配はいりません。このリハビリをくり返すことで、めまいという症状に慣れ、めまいが起こりにくくなります。

首や腰に痛みがあって、ブラントｰダロフ法ができない人は、前述の**「寝返り体操」**（74ページ参照）を基本のリハビリとして実践しましょう。リハビリに慣れてきたら、**「指はココ！ 体操」**（83ページ参照）を追加するのもお勧めです。

なお、リハビリを行うときや日常の活動時には、部屋を明るくしましょう。目からの情報をたくさん取り込むことで、前章で触れた小脳による「前庭代償《ぜんていだいしょう》」が進み、めまいの改善を促します。

ここがポイント！

- メニエール病は回転性めまい＋難聴・耳鳴り・耳閉感が特徴
- 内耳全体の水ぶくれが原因で、発症や悪化要因はストレス
- ブラントｰダロフ法でめまいを改善・予防できる

［めまいを伴う突発性難聴］

基本のリハビリ↓ブラントーダロフ法（78ページ参照）

○突然起こる難聴とめまい

突発性難聴《とっぱつせいなんちょう》は、突然に片側の耳が聞こえなくなる病気です。グルグル回るめまいを伴う場合がありますが、**めまいは長引かず、くり返しません。**

前述のメニエール病と間違われやすい病気ですが、**めまいが少し治まっても、難聴や強い耳鳴りが続く場合は、突発性難聴の可能性があります。**

難聴の程度は、耳が少し詰まった感じがする軽いものから、耳がまったく聞こえず日常生活に支障をきたす重症のものまで幅があります。

突発性難聴はあらゆる年齢で発症し、患者さんに男女差はありません。

その原因はまだ明らかになっていませんが、内耳の血流障害説やウイルス感染説などが有力です。過労やストレスの影響もあると考えられています。

めまいを伴う突発性難聴はなぜ起こるか

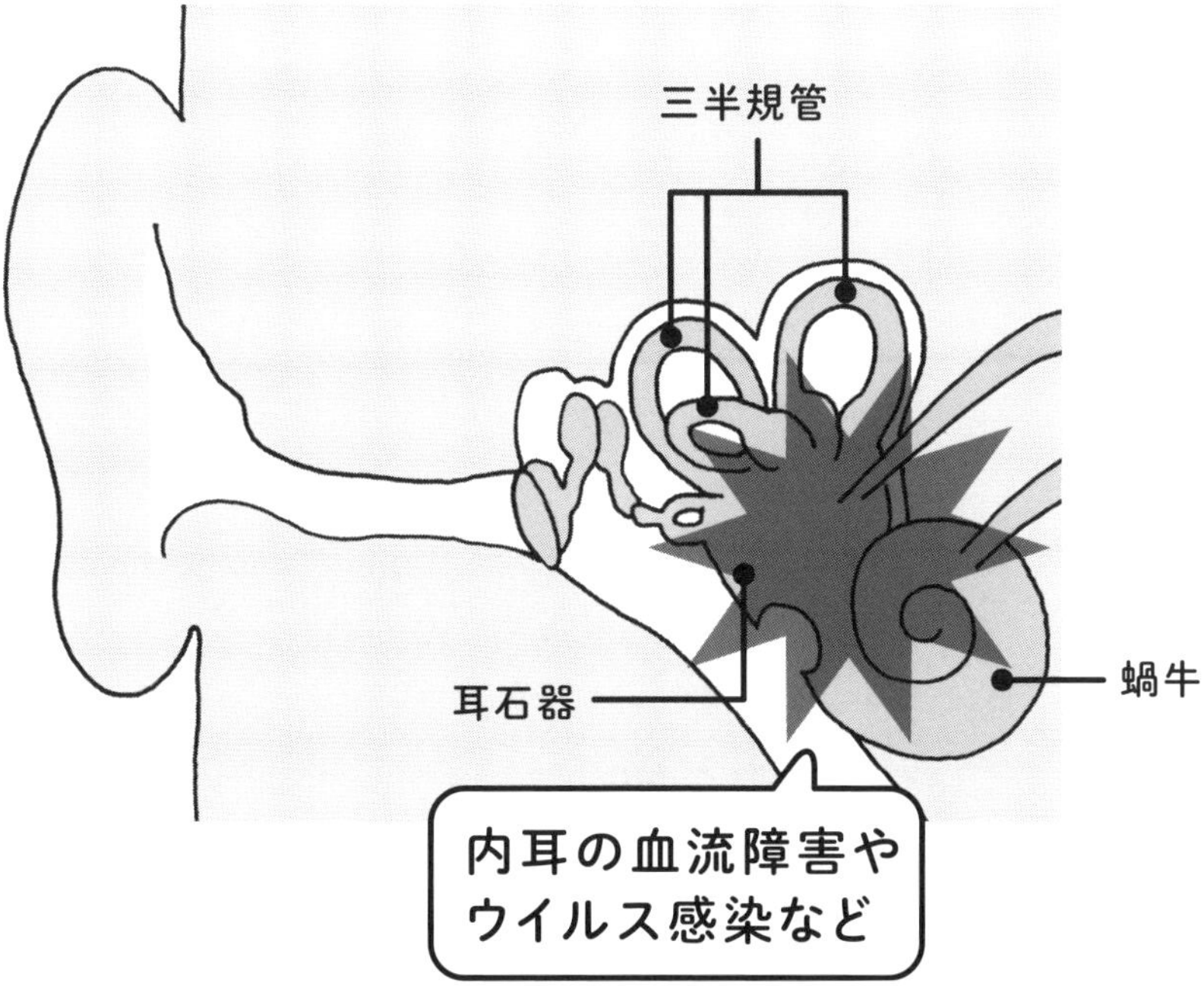

内耳全体の働きが障害されて起こる。
原因は内耳の血流障害や、
ウイルス感染ではないかと考えられている。
症状はメニエール病と似ているが、
めまいが少し治まっても、強い耳鳴りや難聴が続く場合は、
めまいを伴う突発性難聴の可能性あり

↓

治療をできるだけ早く行うのが原則。
発症から遅くても1～2週間以内に受診を

この病気の治療は「できるだけ早く始める」のが原則です。発症から遅くても1～2週間以内に耳鼻咽喉科を受診してください。その時期を過ぎると、聴力が戻りにくくなるからです。

突発性難聴の治療は、1～2週間の安静を保つとともに、ステロイド（副腎皮《ふくじんひ》質《しつ》ホルモン）剤や血管拡張薬、代謝改善薬、ビタミン剤などの薬物療法を行うのが一般的です。

○体調が落ち着いたらリハビリを実践

基本のリハビリは**「ブラントｰダロフ法」**です（78ページ参照）。体調が落ち着いたら、このリハビリをくり返し行うことで、めまいという症状に慣れ、めまいが起こりにくくなります。

ただし、難聴や耳鳴りについては、根本的な治療がないのが現状です。現在、世界各国で突発性難聴の解明について研究が進められています。

首や腰に痛みがあって、ブラント-ダロフ法ができない人は、前述の**「寝返り体操」**（74ページ参照）を基本のリハビリとして実践しましょう。

リハビリに慣れてきたら、**「指はココ！ 体操」**（83ページ参照）を追加するのもお勧めです。

なお、リハビリを行うときや日常の活動時には、部屋を明るくしましょう。目からの情報をたくさん取り込むことで、前章で触れた小脳による「前庭代償」が進み、めまいの改善を促します。

ここがポイント！

- めまいを伴う突発性難聴は回転性めまい＋難聴・耳鳴りが特徴
- 発症から1～2週間以内に受診するのが重要
- 急性期を過ぎたら「ブラント-ダロフ法」を始める

［前庭神経炎］

基本のリハビリ→ブラント−ダロフ法（78ページ参照）

○めまいが治まった後にふらつきが残る

前庭神経炎《ぜんていしんけいえん》は、脳につながる内耳の前庭神経に病変が生じて発症します。**非常に強い回転性めまいが、数日間にわたって断続的に続く**のが特徴で、「大地震が起こったよう」という患者さんもいます。

めまいがいったん治まると、それ以降は大きなめまいは起こりません。

しかし、大きなめまいはないものの、体を動かしたとき、あるいは歩行時のふらつきが数カ月間続くことがあります。**難聴や耳鳴りなど聴覚のトラブルは伴わず、完治が期待できる病気**です。

30~50代を中心に発症します。男女差はありません。

原因は今のところ不明ですが、風邪を引いた後に発症しやすいことから、ウイ

前庭神経炎はなぜ起こるか

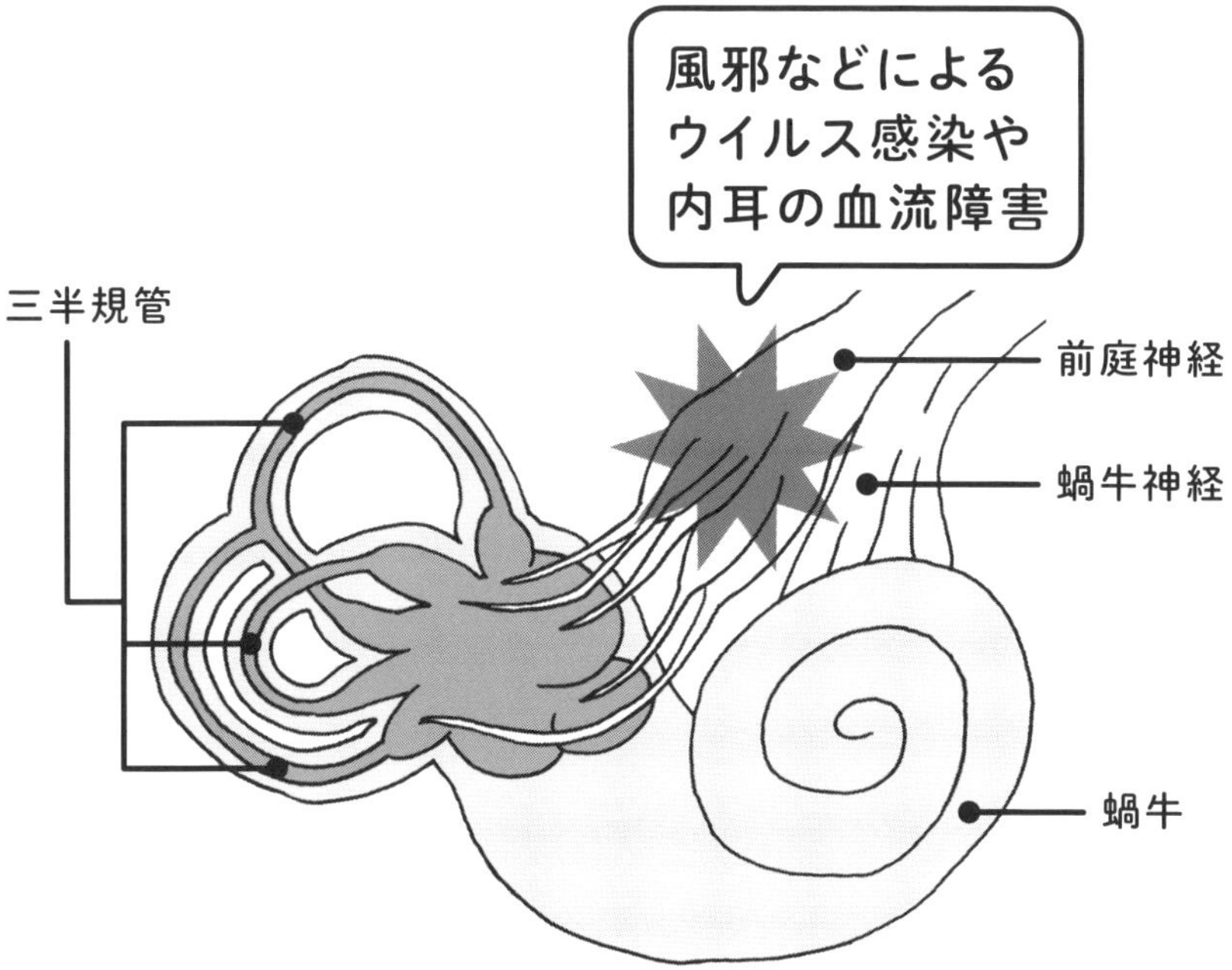

内耳から脳にバランスの情報を伝える前庭神経が、
風邪などのウイルス感染や内耳の血流障害によって、
病変が生じることで起こると考えられている。
体を動かしたとき、あるいは歩行時のふらつき感が
数週から数カ月間、断続的に続くことがあるが、
大きなめまい発作をくり返すことはない

↓

**難聴や耳鳴りなど聴覚のトラブルは伴わず、
完治が期待できる病気**

ルス感染により前庭神経に炎症が起こるのではないかと考えられています。

前庭神経は、三半規管や耳石器からの情報を脳幹《のうかん》や小脳に伝えます。

しかし、前庭神経が障害を受けると、情報が脳に正しく伝わらず、めまいが起こるのです。

前庭神経炎の治療には、抗めまい薬、神経への血流を促す内耳循環改善薬などを用います。炎症を抑えるステロイド（副腎皮質ホルモン）剤が用いられることもあります。

○リハビリを続けると完治に向かう

基本のリハビリは**「ブラントーダロフ法」**です（78ページ参照）。

体調が落ち着いたら、このリハビリをくり返し行うことで、めまい症状に慣れ、徐々にめまいが起こらなくなって完治に向かいます。ふらつきも消えます。

ブラントーダロフ法を行うと、目や上体を通じて体の動きや傾き、位置に関する情報が増えることで、小脳は平衡機能を修復しやすくなるのです。

首や腰に痛みがあって、ブラントｰダロフ法ができない人は、前述の**「寝返り体操」**（74ページ参照）を基本のリハビリとして実践しましょう。

リハビリに慣れてきたら、**「指はココ！体操」**（83ページ参照）を追加するのもお勧めです。

なお、リハビリを行うときや日常の活動時には、部屋を明るくしましょう。目からの情報をたくさん取り込むことで、前章で触れた小脳による「前庭代償」が進み、めまいの改善を促します。

ここがポイント！

- 前庭神経炎は回転性めまい＋ふらつきが特徴
- めまいがなくなった後、ふらつきが長期に残ることがある
- ブラントｰダロフ法でめまい・ふらつきが治る

コラム2

問診はなにより大切

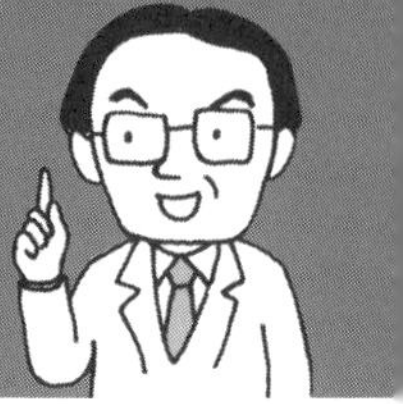

日々の診断において、私は特に問診を重視しています。めまいが起こった状況（朝目覚めたとき、頭を動かしたとき、寝返りを打ったときなど）、めまいの強さ、持続時間、めまいに伴う症状、持病の有無などを医師に伝えると、正しい診断に役立ちます。

ご自身の症状のあらましをメモしてから、受診するといいでしょう。

めまいの発症には、原因となっている病気だけでなく、家庭環境や職場、学校、居住地、趣味、ストレス、持病、過去にかかった病気・ケガなどがかかわっています。

患者さんからあらゆる情報を引き出すことが、よりよい治療に結びつきます。

そこで私は診察にあたって、時間をかけて根掘り葉掘り、患者さんの暮らしぶりをうかがうようにしています。

第3章

効果抜群！
「めまいのリハビリ」
のやり方

リハビリを行う際のポイント

これからご紹介するリハビリテーション（平衡訓練《へいこう》）は、さまざまな臨床研究で効果が認められているものです。大きく分けて、次の4種類です。

- 寝返りを打つ「**寝返り体操**」
- 座った姿勢から横に倒れて起き上がる「**ブラントーダロフ法**」
- 指先のある場所をイメージする「**指はココ！ 体操**」
- 頭を動かしながら歩く「**首振りウオーキング**」

リハビリの効果を得るには、正しく行うことが大切です。やり方を説明する前に、ポイントを確認しましょう。

ポイント1

第1章でご紹介したフローチャート（34ページ参照）や、医療機関で診断された病名に合わせて、「基本のリハビリ」を選びましょう。

ポイント2

1日2回、起床時と就寝前に、ふとんやベッドの上で行います。特に、起床時のリハビリは、日中のめまいの予防に有効です。できるだけ毎日やりましょう。

ポイント3

リハビリは続けることが重要です。回数を半分に減らしてもいいので、症状が消えた後も習慣として続けましょう。めまいの予防になります。

ポイント4

メニエール病、めまいを伴う突発性難聴《とっぱつせいなんちょう》、前庭神経炎《ぜんていしんけいえん》の人は、部屋を明るくしてリハビリを行いましょう。目からの情報をたくさん小脳に送ることで前庭代償《ぜんていだいしょう》を促し、めまいを改善しやすくなります。

ポイント5

リハビリを始めると一時的にめまいの症状が悪化したり、ぶり返したりしま す。これらは、めまいに慣れようとして起こるもので、リハビリが効いている証拠です。「脳ががんばっている！」と思ってリハビリを続けましょう。

ポイント6

ただし、症状があまりにつらいときは、無理をせず中止してかまいません。

リハビリを行うのが怖い人は、最初は無理をしないことが大切です。回数なども過度に気にせず、できる範囲でやりましょう。

ポイント7

基本のリハビリの最中にめまいが起こらなくなったら、「リハビリに慣れたサイン」です。

その場合は、左ページのメニュー例を参考に、ほかのリハビリを追加することをお勧めします。めまいの改善効果がさらに高まります。

めまいを治すリハビリメニュー

<table>
<tr><th></th><th>良性発作性頭位めまい症</th><th>メニエール病</th><th>めまいを伴う突発性難聴</th><th>前庭神経炎</th></tr>
<tr><td>基本のリハビリ</td><td>寝返り体操
→ 74ページ</td><td colspan="3">ブラント-ダロフ法
→ 78ページ</td></tr>
<tr><td>併用したいリハビリ</td><td>首振りウオーキング
→ 88ページ</td><td colspan="3">指はココ！体操
→ 83ページ

寝返り体操
→ 74ページ

首振りウオーキング
→ 88ページ</td></tr>
</table>

寝返り体操

↓良性発作性頭位めまい症に有効

○このリハビリの特徴

ー三《さん》半《はん》規《き》管《かん》に入り込んだ耳石《じせき》を排出したり、耳石を散らしたりして塊《かたまり》になるのを防ぐ。

ー良《りょう》性《せい》発《ほっ》作《さ》性《せい》頭《とう》位《い》めまい症の人が行う場合は、物理的な耳石の排出や、耳石が1カ所に集まりにくくするのが目的であるため、**目は閉じていても開けていてもOK。**

ーメニエール病、めまいを伴う突発性難聴、前庭神経炎の人にもお勧め。これらのリハビリとして行う場合は、小脳による前庭代償の機能を高めるために、**明るい部屋で目を開けて行うこと**（天井や壁を見ながら行う）。

◯やり方

［良性発作性頭位めまい症の人］

↓目は閉じていても開けていてもＯＫ

［メニエール病、めまいを伴う突発性難聴、前庭神経炎の人］

↓明るい部屋で目を開けて行う

① ふとんやベッドの上にあおむけに寝て10秒数える

② 寝返りを打つように体ごと左に傾けて、10秒数える

③ 再びあおむけに寝て10秒数える

④ 寝返りを打つように体ごと右に傾けて、10秒数える

＊①～④を10回行う。１日２度、起床時と就寝時に行う

＊左に寝返りを打ったときに、めまい症状が強い場合は、右から始めてもよい

＊腰が痛む人は、②と④の際に、頭だけを左右に傾ける形で行う

寝返り体操のやり方

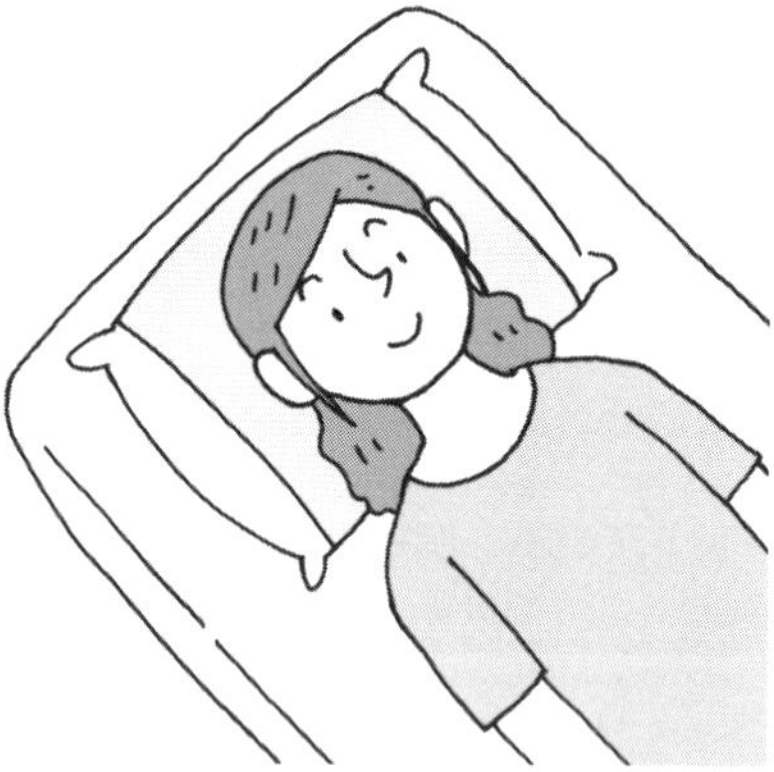

①　ふとんやベッドの上に
あおむけに寝て10秒数える

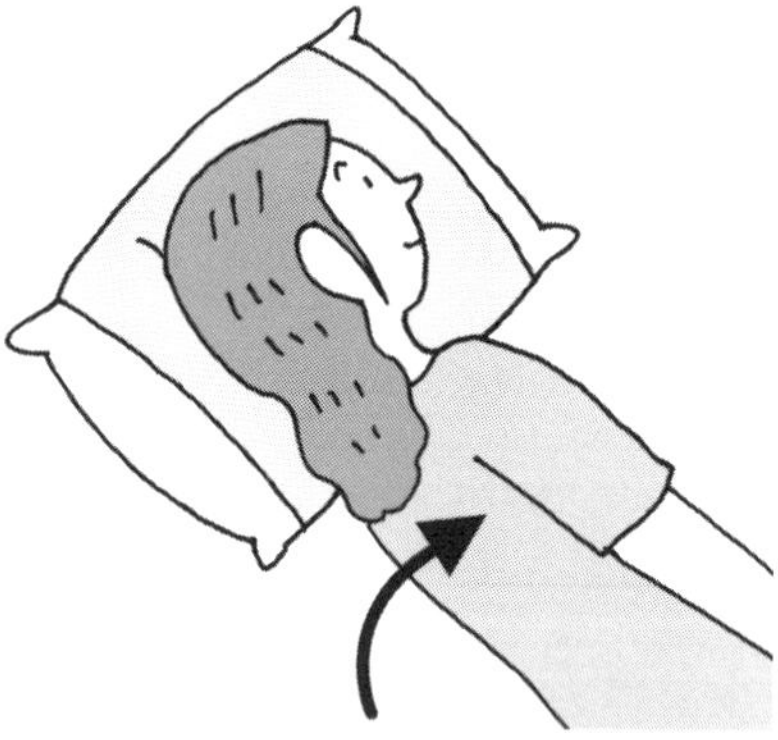

②　寝返りを打つように体ごと
左に傾けて、10秒数える

良性発作性頭位めまい症の人

→ 目は閉じていても開けていてもOK

メニエール病、めまいを伴う突発性難聴、前庭神経炎の人

→ 明るい部屋で目を開けて行う

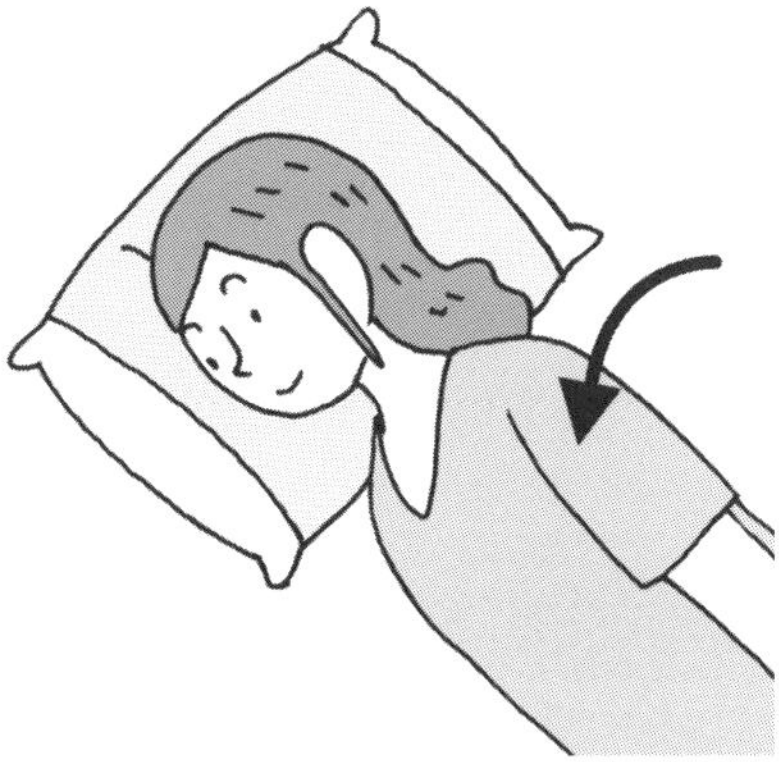

④ 寝返りを打つように体ごと右に傾けて、10秒数える

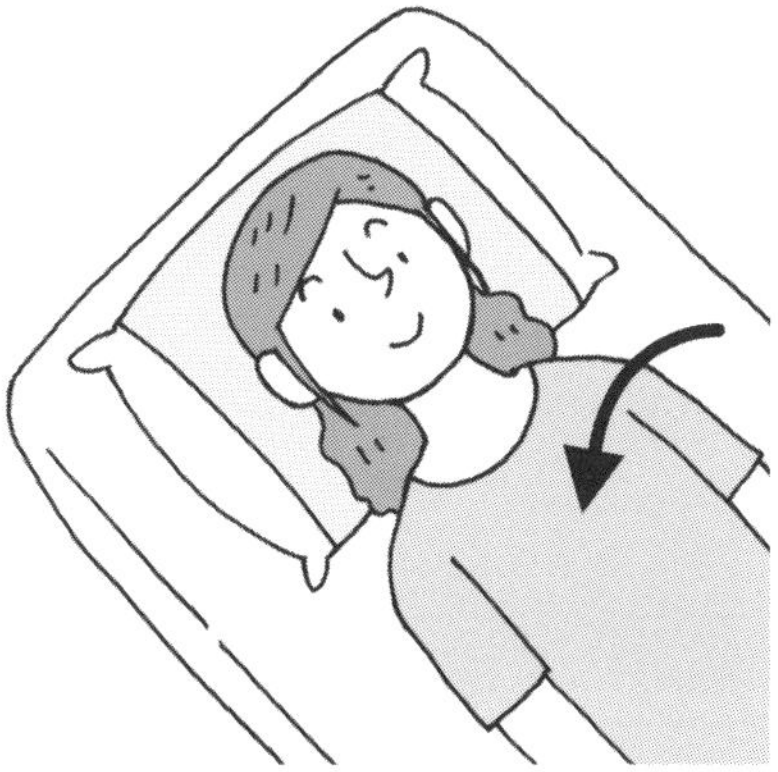

③ 再びあおむけに寝て10秒数える

＊ ①〜④を10回行う
＊ 1日2度、起床時と就寝時に行う
＊ 左に寝返りを打ったときに、めまい症状が強い場合は、右から始めてもよい
＊ 腰が痛む人は、②と④の際に、頭だけを左右に傾ける形で行う

ブラントーダロフ法

→メニエール病、めまいを伴う突発性難聴、前庭神経炎に有効

○このリハビリの特徴

ードイツのミュンヘン大学医学部神経内科のブラント氏と弟子のダロフ氏が考案した、めまい改善法。

ー上体を横に倒す動作はめまいを一時的に誘発しやすいが、くり返し行うことで症状に慣れて、めまいが起こりにくくなる。

ー内耳《ないじ》の平衡感覚が低下している人は、上体を横に倒したときに、景色が流れて見える（正常な人は流れて見えない）。

ーこのエラー情報をくり返し小脳に送ることで、小脳のバランスを取る働きが回復し、めまいが改善する。

○やり方

↓明るい部屋で目を開けて行う

①ふとんやベッドの上に座って、正面（壁）を見る
②2～3秒かけて左側に倒れる。このとき、上半身を右側にひねり、目線が45度斜め上になるようにして天井を見る。完全に倒れたら、その体勢で30秒数える
③ゆっくりと①の姿勢に戻って、30秒数える
④2～3秒かけて右側に倒れる。このとき、上半身を左側にひねり、目線が45度斜め上になるようにして天井を見る。完全に倒れたら、その体勢で30秒数える
⑤ゆっくりと①の姿勢に戻って、30秒数える

＊①～⑤を5往復行う

ブラント-ダロフ法のやり方

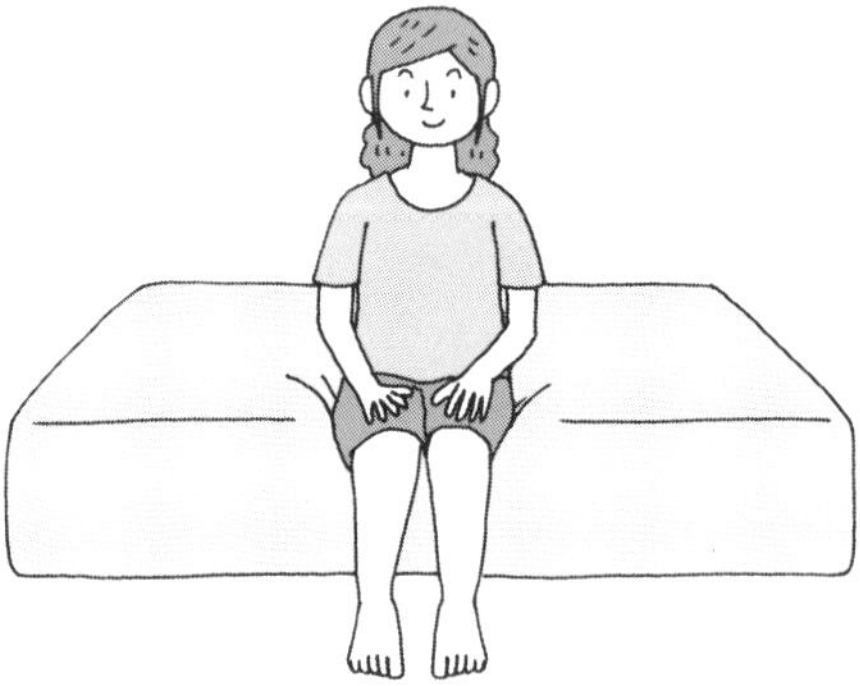

① ふとんやベッドの上に座って、
正面（壁）を見る

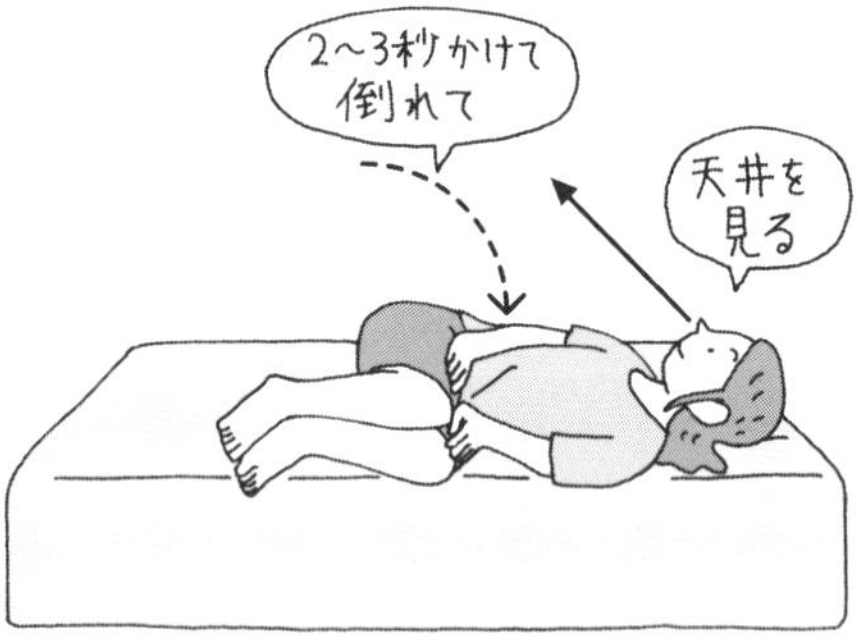

② 2〜3秒かけて左側に倒れる。
このとき、上半身を右側にひねり、
目線が45度斜め上になるように
して天井を見る。
完全に倒れたら、
その体勢で30秒数える

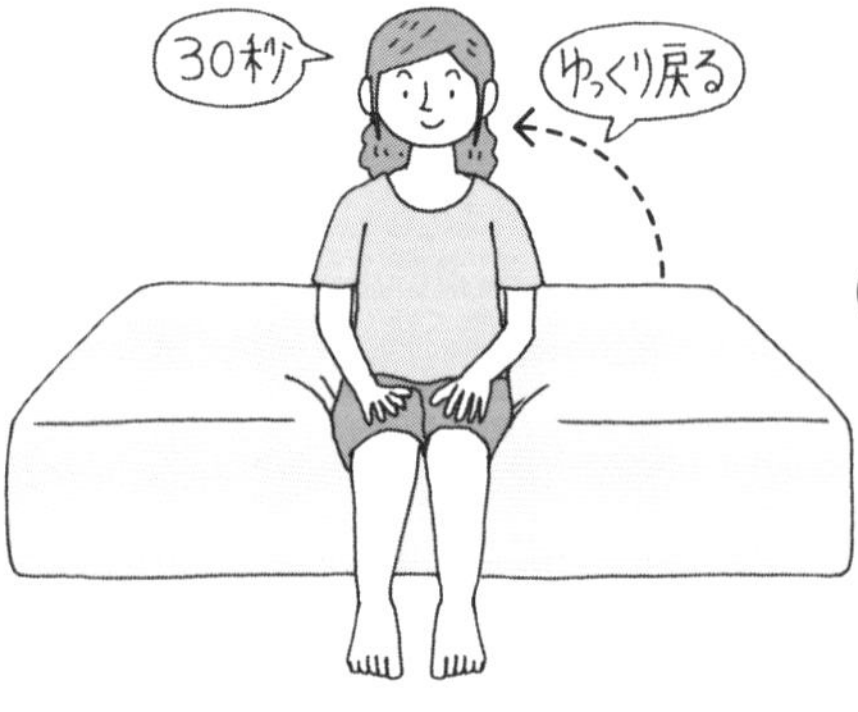

③ ゆっくりと①の姿勢に戻って、
30秒数える

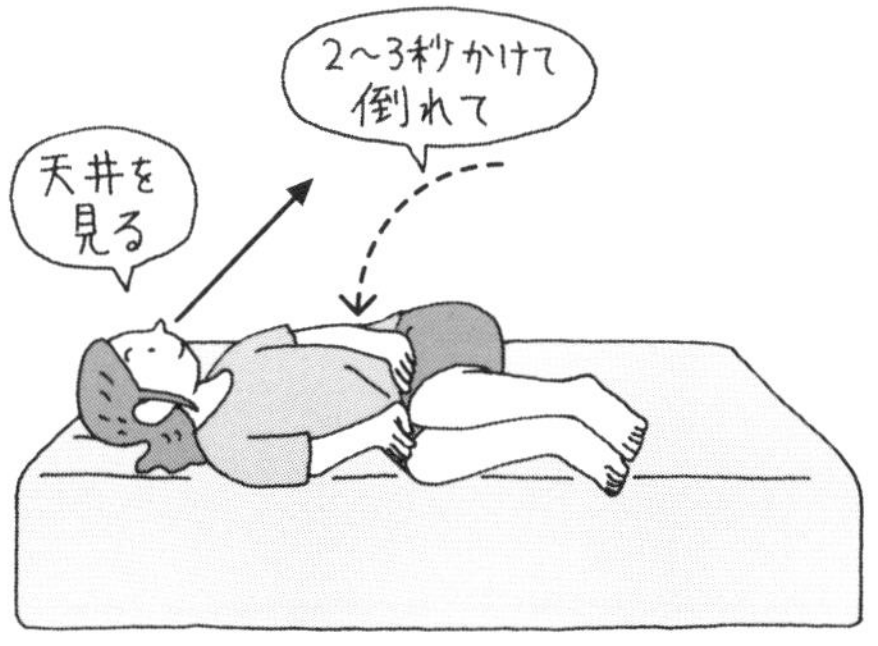

**④ 2〜3秒かけて右側に倒れる。
このとき、上半身を左側にひねり、
目線が45度斜め上になるように
して天井を見る。
完全に倒れたら、
その体勢で30秒数える**

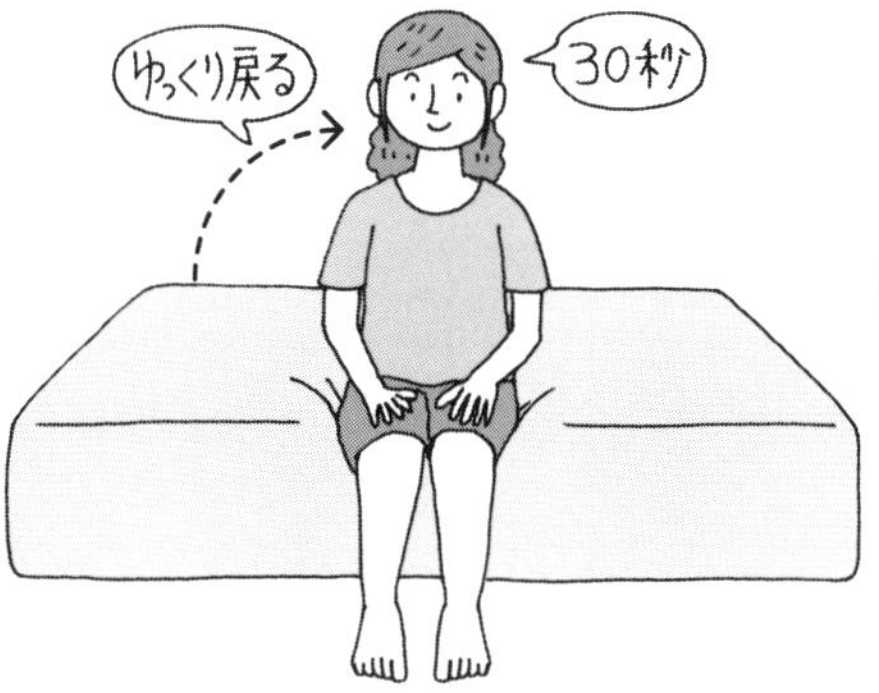

**⑤ ゆっくりと①の姿勢に戻って、
30秒数える**

＊ ①〜⑤を5往復行う

＊ 1日2度、起床時と就寝時に行う。
回数は多いほうがいいので、1日2度以上やってもかまわない

＊ 左に倒れたときに、めまい症状が強い場合は、右から始めてもよい

＊ 横に倒れる動きができない人は、ふとんやベッドに完全に倒れずに、
45度程度でもOK

＊ 体を倒すときに目をしっかり開けて、
流れる景色を見るように意識するのがポイント

＊1日2度、起床時と就寝時に行う。回数は多いほうがいいので、1日2度以上やってもかまわない

＊左に倒れたときに、めまい症状が強い場合は、右から始めてもよい

＊横に倒れる動きができない人は、ふとんやベッドに完全に倒れずに、45度程度でもOK

＊体を倒すときに目をしっかり開けて、流れる景色を見るように意識するのがポイント

＊天井を眺めるのが難しい場合は、目を開けた状態で、少しでも頭を動かせばよい

＊慣れてきたら左右に倒れる速度を上げてもよいが、速すぎると効果が出にくいので1秒以上かけて倒れること

指はココ！体操

→メニエール病、めまいを伴う突発性難聴、前庭神経炎に有効

○このリハビリの特徴

- 小脳に「目を正しい位置に調整すること」を学習させる効果がある。これにより、体のバランスを取る働きが回復して、めまいが改善する。
- 「左右」「上下」の2種類のやり方があり、両方とも行うとよい。
- 左右、上下どちらとも、「指先がココにあるはずだ！」とイメージしながら行うこと。
- 前述の「ブラントｰダロフ法」に慣れたら、このリハビリを追加することで、めまいの改善効果が高まる。

○やり方

［左右バージョン］

①片方の腕を前に伸ばし、人差し指を正面に立て、目線を人差し指に固定したまま、左右に頭を10回（5往復）振る

②目を閉じて、①で見た人差し指の1点が**「ここにあるはずだ」とイメージしながら、**同様に左右に頭を10回（5往復）振る

＊頭を左右に振る速さは2回（1往復）で1秒程度が目安。めまいや違和感が強いときは、もう少し遅いペースから始めてもOK

＊頭を振る範囲は「人差し指を見失わないギリギリの角度」が目安

＊1日2度を目安に行う。回数は多いほうがいいので、1日2度以上やってもかまわない

［上下バージョン］

①片方の腕を前に伸ばし、人差し指を水平方向に立て、目線を人差し指に固定したまま、上下に頭を10回（5往復）振る

②目を閉じて、①で見た人差し指の1点が**「ここにあるはずだ」とイメージしながら、**同様に上下に頭を10回（5往復）振る

＊頭を上下に振る速さは2回（1往復）で1秒程度が目安。めまいや違和感が強いときは、もう少し遅いペースから始めてもOK

＊頭を振る範囲は「人差し指を見失わないギリギリの角度」が目安

＊1日2度を目安に行う。回数は多いほうがいいので、1日2度以上やってもかまわない

指はココ! 体操のやり方

左右バージョン

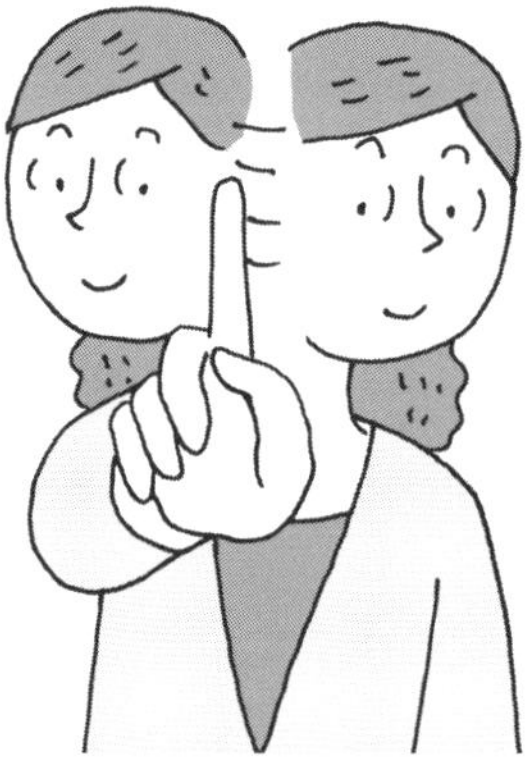

① 片方の腕を前に伸ばし、
人差し指を正面に立て、
目線を人差し指に固定したまま、
左右に頭を10回(5往復)振る

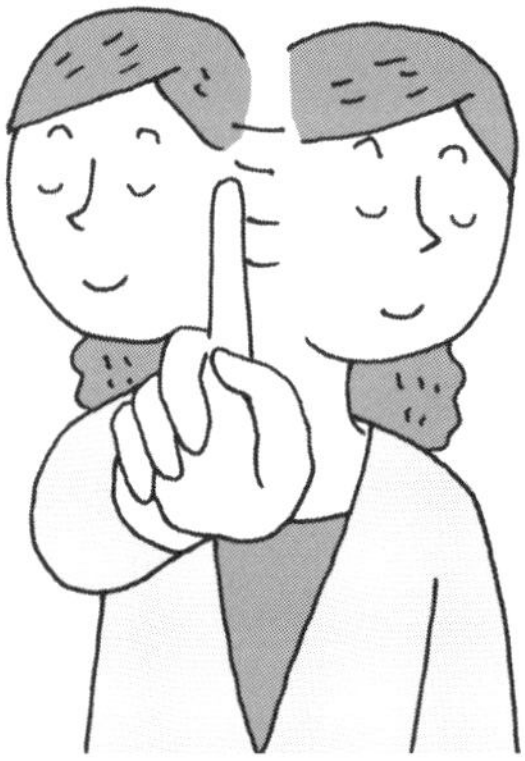

② 目を閉じて、①で見た人差し指の
1点が「ここにあるはずだ」と
イメージしながら、同様に
左右に頭を10回(5往復)振る

上下バージョン

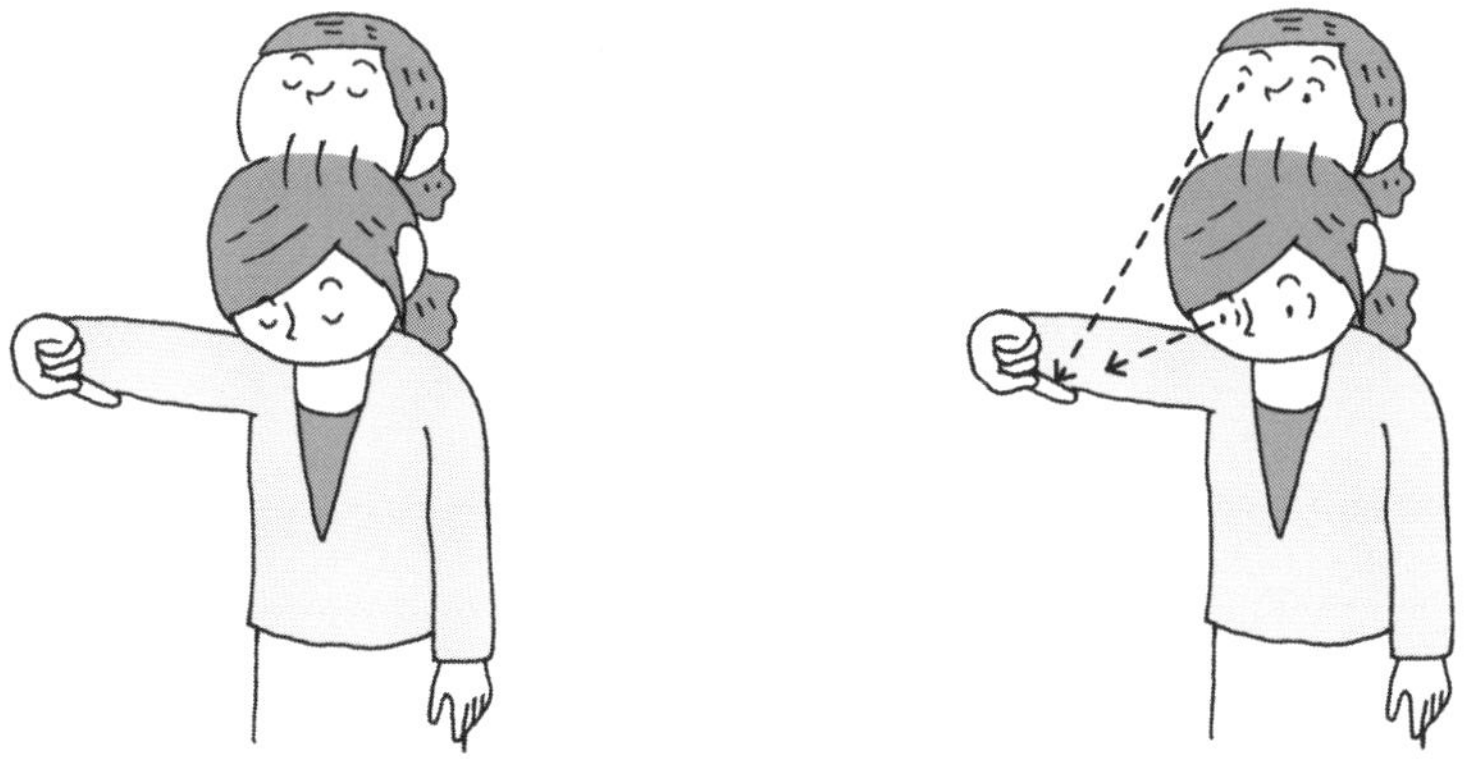

① 片方の腕を前に伸ばし、
人差し指を水平方向に立て、
目線を人差し指に固定したまま、
上下に頭を10回（5往復）振る

② 目を閉じて、①で見た人差し指の
1点が「ここにあるはずだ」と
イメージしながら、同様に
上下に頭を10回（5往復）振る

＊ 頭を振る速さは2回（1往復）で1秒程度が目安
＊ 頭を振る範囲は「人差し指を見失わないギリギリの角度」が目安
＊ 1日2度を目安に行う。回数は多いほうがいいので、
　1日2度以上やってもかまわない

首振りウオーキング

↓すべてのめまいに有効

○このリハビリの特徴

ー「首かしげウオーキング」と「うなずきウオーキング」の2種類があり、どちらも目と足裏の感覚を効果的に刺激する。

ーそれにより、体の位置や動きに関する情報を小脳にたくさん送ることで、小脳による「前庭代償」の機能が促進されて、めまいが改善する。

ー良性発作性頭位めまい症、メニエール病、めまいを伴う突発性難聴、前庭神経炎、いずれのめまいにも有効。

ー前述の「寝返り体操」や「ブラントｰダロフ法」と併用して行うと、めまいの改善効果がより高まる。

◯やり方

［首かしげウオーキング］

①目の前にある物体のうち、比較的近いものと少し離れているものの2種類を見つける（例えば、遠くにある建物と近くにある木など）

②**左右に10〜20度くらい、首を交互に傾けながら、**近くのものを見続けて10歩、遠くのものを見続けて10歩、まっすぐ歩く

＊2歩進むごとに1回首を傾けるくらいの早さで（4歩で左右1往復）
＊歩く速度は普段どおりでＯＫ
＊周囲の安全を確認して、人やものにぶつからないように注意する
＊1度でも2度でもいいので、外出時に意識的に行う

［うなずきウオーキング］

①目の前にある物体のうち、比較的近いものと少し離れているものの2種類を見つける（例えば、遠くにある建物と近くにある木など）

②**上下に10～20度くらい、首を交互に傾けながら**、近くのものを見続けて10歩、遠くのものを見続けて10歩、まっすぐ歩く

＊2歩進むごとに1回首を傾けるくらいの早さで（4歩で上下1往復）

＊歩く速度は普段どおりでOK

＊周囲の安全を確認して、人やものにぶつからないように注意する

＊1度でも2度でもいいので、外出時に意識的に行う

首振りウオーキングのやり方

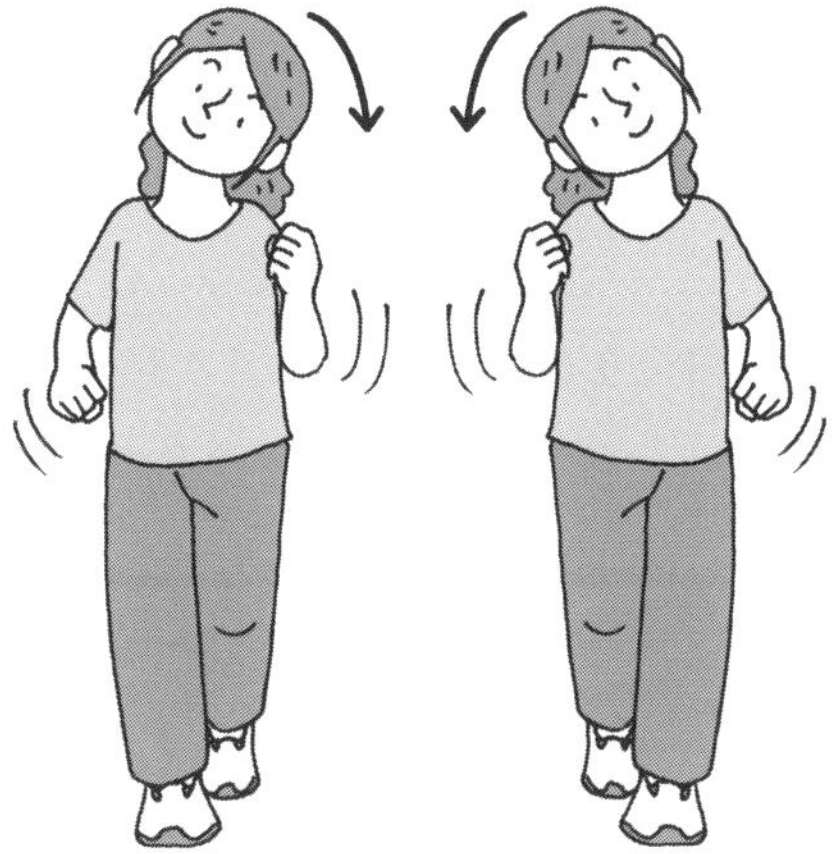

首かしげウオーキング

左右に10〜20度くらい、首を交互に傾けながら、近くのものを見続けて10歩、遠くのものを見続けて10歩、まっすぐ歩く

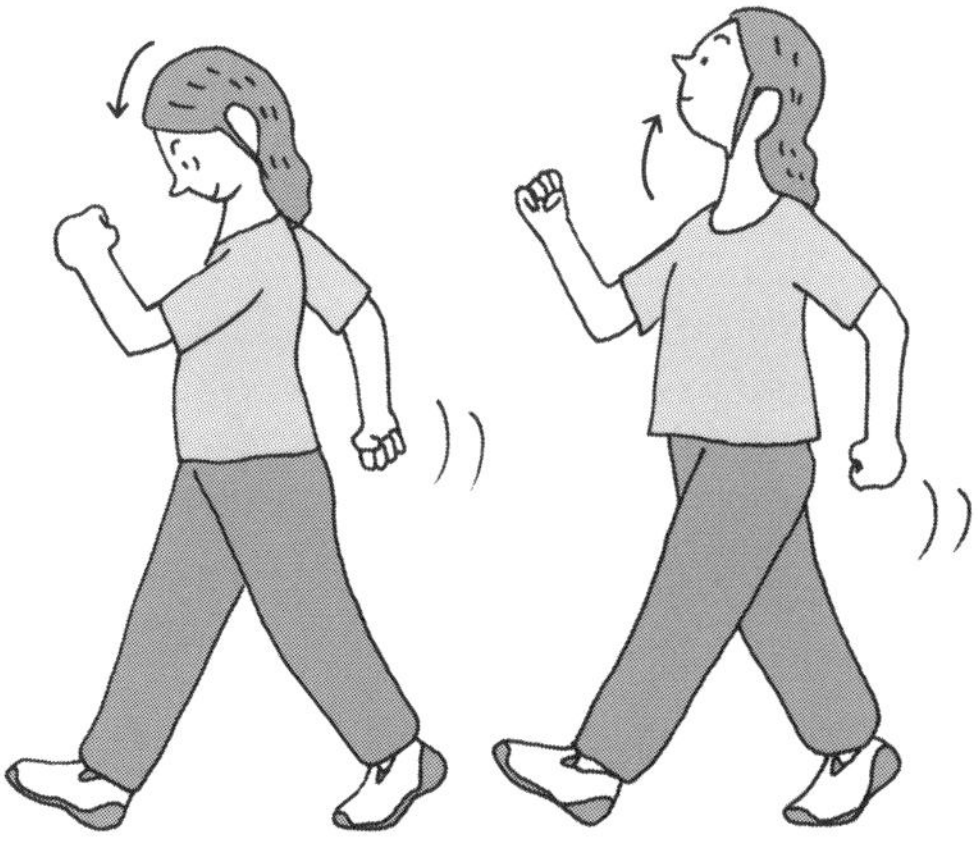

うなずきウオーキング

上下に10〜20度くらい、首を交互に傾けながら、近くのものを見続けて10歩、遠くのものを見続けて10歩、まっすぐ歩く

＊ 2歩進むごとに1回首を傾けるくらいの早さで（4歩で1往復）
＊ 歩く速度は普段どおりでOK
＊ 周囲の安全を確認して、人やものにぶつからないように注意する
＊ 1度でも2度でもいいので、外出時に意識的に行う

「めまいのリハビリ」Q＆A

Q 良性発作性頭位めまい症では、何割くらいの人に効果がありますか？

A 良性発作性頭位めまい症は、「寝返り体操」で患者さんの7割が治癒します。早い人は数日、遅くても1カ月以内にめまいが解消するケースが多いです。患者さんを見ていると、きちんとリハビリに取り組む人ほど、効果が早く得られます。

Q 病気の種類によって、リハビリの効果に違いはありますか？

A 効果が出るまでの期間は、内耳の障害の程度によって異なります。メニエール病、めまいを伴う突発性難聴、前庭神経炎で、どちらかの耳が悪い場合は、10日程度で自覚症状の改善が見られます。検査ではおおよそ1～

3カ月ほどで、眼振《がんしん》と体の揺れの改善が確認できます。

Q 両方の内耳が悪い場合でも、リハビリは効きますか？

A 左右両方の内耳に障害が起こっている人の場合、症状の改善までに1～2年かかることがあります。
しかし、あきらめることはありません。リハビリで目や手足の感覚を刺激し、小脳を活性化することで、徐々に症状は軽快していきます。

Q ストレスが原因のメニエール病には効果がないのでは？

A リハビリは、メニエール病のめまいにも有効です。安心してください。
メニエール病は、症状によいときと悪いときの波があります。患者さんの様子を見ていると、ストレスが多いときに症状が出やすいようです。
そこで、リハビリと併用して、散歩やウオーキングなど軽い運動を日課にしてストレス解消を図るのがお勧めです。

Q リハビリは血圧が高くてもできますか？

A 血圧が高い人は、寝たままできる「寝返り体操」を行うといいでしょう。

Q 効果が現れにくい人もいますか？

A 「症状が100％消えないと納得できない」という完璧主義の人や、ストレスが強い人は、効果が現れにくい傾向があります。

一方、ものごとが思いどおりに進まなくても「まっ、いいか」と大らかな人には効果が得られやすいようです。

Q 服用中の薬はいったん中止したうえで行うのですか？

A メニエール病やめまいを伴う突発性難聴などでは、比較的に長期にわたって薬が使われることがあります。

しかし、これらの病気でも、急性期を過ぎればリハビリを開始するほうがよいと考えられます。その場合は、薬の服用を続けながらリハビリをしてください。

前庭神経炎も、しばらくその機能を回復することを目的に、服用中の薬を続けながらリハビリを行いましょう。

一方、良性発作性頭位めまい症については、服用中の薬はいったん中止してリハビリを開始してよいと思われます。

しかし、いずれにせよ、服用の自己中断はお勧めできません。かかりつけの医師に相談したうえで判断してください。

コラム3

ひたすら説明の毎日

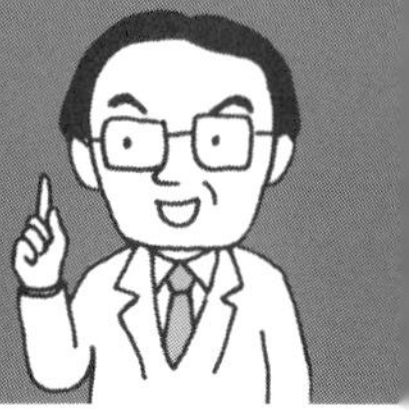

リハビリで治るのに、「薬が欲しい」という患者さんがいます。

そうした人には、どんなスポーツや習いごとでも、練習せずに急にうまくなる薬など存在しないこと、めまいを治すために行うリハビリも、これと同じであることをお伝えしています。

お話に20～30分かけて、ついに患者さんは納得してくださいます。

私は大阪出身です。一般的にせっかちな大阪の人間が、こんなに手間暇をかけるのは珍しいのです（もちろん、例外もあると思いますが）。

なぜなら、めまいを治すために行うリハビリの指導は、時間がかかるのに料金は発生せず、病院のメリットが少ないからです。薬を出したほうが、お金になってずっと楽なのです。

でも、めまいが治って笑顔で帰る患者さんを見ると、やっぱり誰かが説明しなければいけないと思います。ですから今日も明日も、説明の日々が続きます。

第 4 章

知っておきたい！めまいに関する〇と×

めまいが起こったら病院にすぐ行く？

「目がグルグル回る」「吐き気がする」などの異変が起こったら、誰しも驚いて怖くなります。

まずは深呼吸して、気持ちを落ち着かせましょう。楽な姿勢で体を休めて症状が落ち着いたら、耳鼻咽喉科《じびいんこうか》を受診してください。

めまいとともに、難聴や耳鳴りの症状もある場合は、メニエール病（54ページ参照）や突発性難聴《とっぱつせいなんちょう》（60ページ参照）の可能性があります。すぐに耳鼻咽喉科を受診してください。

難聴の治療は早く始めるほど効果があり、1～2週間以内に治療しないと予後が思わしくありません。いずれにせよ、難聴に気がついたら即刻、治療を開始することが重要です。

医療機関を受診する前に、いつ、どれくらいの時間、どのようなめまいが起こったかをメモなどに書きとめていくといいでしょう。医師に症状を具体的に伝えることができるので診断に役立ちます。

○ 命にかかわるめまいもある？

めまいの多くは、耳の病気が原因で生じるものです。しかし、なかには脳の病気が原因で起こる危険なめまいもあります。

めまいの症状のほかに、「ろれつが回らない」「手足や顔面にしびれ・マヒがある」「ものが二重に見える」などの症状があれば、脳の病気が疑われます。これらの異常に気づいたら、脳神経外科や神経内科、内科を至急受診しましょう。

また、めまいが起こると、「脳腫瘍《のうしゅよう》かもしれない」と心配する人が多く見られます。

しかし成人の場合、脳腫瘍はまれです。脳腫瘍の有無はＭＲＩ（核磁気共鳴画像）検査で、すぐに診断がつきます。

「心配なのでＭＲＩを撮ってください」と患者さんから希望されて検査を行いますが、私が今まで診《み》たなかで脳腫瘍の人は、ほとんどいませんでした。

メニエール病には誤診も多い？

めまいを伴う病気のうち、メニエール病は知名度が高い病気です。

しかし、めまい全体で見ると、メニエール病の割合は10％程度に過ぎません。

圧倒的に多いのは、良性《りょうせい》発作性《ほっさせい》頭位《とうい》めまい症（48ページ参照）です。

実をいうと、本当は良性発作性頭位めまい症であるにもかかわらず、メニエール病と診断されるケースが少なくありません。

いったいなぜでしょうか？

それは、めまいの症状が初めて起こったときに、内科へ駆け込む人が多いからです。

メニエール病は、めまいと難聴・耳鳴りがほぼ同時に起こり、これをくり返す病気です。

一方、良性発作性頭位めまい症では、めまいが主症状で、難聴・耳鳴りはないか、あってもめまい時にいっしょに増強することはありません。

耳鼻咽喉科では、耳の聞こえや耳鳴りについて問診を行うので、良性発作性頭位めまい症なのか、メニエール病なのかを、慎重に診断できます。

しかし、一部の内科では、耳の聞こえや耳鳴りについてはチェックせず、「脳に異常がないめまいは大半がメニエール病」ととらえる傾向があるようです。

これらの内科でのメニエール病の治療は、めまい止めによる薬物治療が中心です。聴力検査をして、適切な初期治療を行わないと難聴が進行しますので、前述のとおり、めまいが起こったら耳鼻咽喉科で確定診断を受けてください。

季節の変わり目に起こりやすい？

低気圧や台風が来たときに、めまいが起こりやすいという傾向は見られます。しかし、気象とめまいの関係について多くの学者が研究していますが、はっきりとしたことはわかっていません。

「お天気が悪いせいで、めまいがします」と訴える患者さんには、「大雨が降って喜ぶのはアマガエルだけですよ。お天気は気にしないようにしましょうね」とお話ししています。

また、5月の連休が明けた頃に必ず、めまいを起こす人もいます。

入社、転勤、異動など、この時期は慣れない環境でのストレスがたまりやすいものです。いわゆる「五月病」で、めまいが起こるのです。

それと似ているものに、「月曜病」があります。週明けに会社や学校に行くのが憂鬱《ゆううつ》で、そのストレスから症状が出ます。

めまいの発症とストレスは、深くかかわっている可能性が示唆《しさ》されています。季節の変わり目、雨天の日、休日明けの月曜日などにめまいが出やすい人は、「ストレスのせいかもしれない」と〝気づく〟ことが大切です。

めまいの原因を自覚するだけでも、ストレスがやわらぎ、症状の改善につながります。

×　長期間の旅行は避けたほうがいい？

乗り物で長時間の移動をしたり、気圧が急激に変化したりすると、めまいを起こすことがあります。

だからといって、旅行をあきらめることはありません。

事前に耳鼻咽喉科を受診して、医師に旅先での注意事項を聞き、薬を処方してもらいましょう。体の負担にならないように、余裕のある行程を組むことも大切です。

日帰り旅行の際も、酔い止めの薬を携帯することで、安心して遠出を楽しむことができるでしょう。

持病の薬がめまいを招く？

病気を治すために飲んでいる薬が、めまいを招くこともあります。薬が原因で起こるめまいを「薬剤性めまい」といいます。

薬剤性めまいが起こりやすいのは、高齢者です。

高齢になると、肝臓や腎臓の機能が低下し、薬の成分の代謝が悪くなるため、若い頃に比べて、薬を多く飲んだような状態になりやすいからです。

また、高齢者は複数の薬を服用している人が多く、薬の相互作用でめまいが出やすくなるのです。

めまいを起こす薬はさまざまですが、特に多いのは降圧剤です。高齢者は降圧剤で血圧を下げすぎると、脳や内耳《ないじ》の血液循環が低下します。その結果、めまいが起こりやすくなるのです。

また、年齢を重ねると、寝つきが悪い、眠りが浅いなど睡眠に関する悩みが増えて、睡眠薬に頼りがちになります。

しかし、ベンゾジアゼピン系・非ベンゾジアゼピン系の睡眠薬は、めまいを起こすことがあります。

睡眠薬に加えて、抗うつ剤や精神安定剤も併用していれば、めまいやふらつきがさらに起こりやすくなります。

血圧の治療や安眠も大切ですが、めまいを防ぐことも大切です。心配な人は、薬の種類や量について主治医に相談しましょう。

子どものめまいが増えている？

10代の子どもに増えているのが、立ちくらみです。その多くは「起立性調節《きりつせいちょうせつ》障害《しょうがい》」が原因です。これは、起床時や急に立ち上がったりしたときなどに、立ちくらみが起こります。

血圧を調整している自律神経《じりつしんけい》（意志とは無関係に内臓や血管を調整している神経）の働きがよくなかったり、足に移動した血液を脳のほうへ押し上げる力が不十分だったりして、脳の血液循環が悪くなることが要因です。

起立性調節障害の症状は、立ちくらみのほか、朝起きられない、立っていると気分が悪くなる、頭痛、全身の倦怠感《けんたいかん》、食欲不振などがあり、生活に支障をきたすこともあります。

朝、だるくて起きられないため、子どもは登校拒否や遅刻をしたり、体育の授業を嫌がったりするようになります。

親御さんは、起立性調節障害について理解し、お子さんがなまけものでも仮病でもないことをわかってあげましょう。

私の外来にも、起立性調節障害の子どもたちがやってきます。そうした子たちは例外なく、マジメながんばり屋さんです。親の期待に応えるために、人の何倍も勉強に打ち込む受験生も多く見られます。

起立性調節障害には、血圧を上げる薬であるメトリジンが効きます。小児科で相談するといいでしょう。

なお、子どもの場合は成人と比べて、脳腫瘍の可能性が若干高くなります。めまいの症状が長引くようなら、脳の検査を受けることも大切です。

×　めまいと地震酔いは関係がある？

地震が収まった後も、まだ揺れている感覚がするのが地震酔いです。

これはめまいとは関係がなく、めまいの病気があるからといって、地震酔いを起こしやすいということはありません。

地震酔いは、「下船病《げせんびょう》」または「後揺れ症候群《しょうこうぐん》」と呼ばれるものです。船から降りた後、静止状態に変わったにもかかわらず、自分の体が揺れ続けているように感じます。これは地震酔いの揺れ方とそっくりです。

すでに述べたとおり、脳には自分が直前に体験した「体がどのように傾き、どのように動いた」といった記録が残っています。

通常、この記録は短時間でリセットされます。ところが、地震は体に与える刺激が強いため、脳の記録がなかなかリセットできずに、「揺れている」という感覚が続くのです。

地震酔いは、乗り物酔いしやすい人、特に女性に多く見られます。

しかし、車から降りると乗り物酔いが治まるように、地震酔いも数分から2日ほどで治まります。

なにもしないでじっとしていると揺れの感覚が続くので、人とおしゃべりをしたり、好きな音楽を聴いたりして、気分転換をはかりましょう。散歩やウオーキングなどで体を動かすことで、脳の記録はさらにリセットされやすくなります。

コラム4

家族がリハビリに消極的なとき

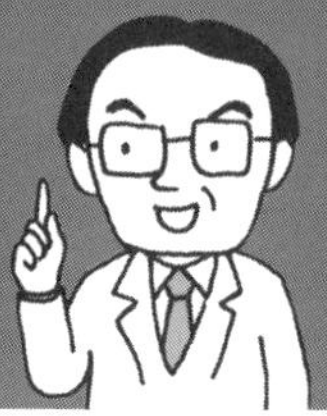

時折、患者さんのご家族から「本人がリハビリに消極的で困っている」と相談されることがあります。

そうした場合、ご家族は本人に対して、「やる気がない」「なまけている」などと思いがちです。

しかし、患者さんがリハビリをやりたがらないときは、医師からきちんとリハビリの説明を受けていない可能性があります。

「リハビリがなぜ効くのか」「なぜ必要なのか」といった理屈を専門家から説かれれば、患者さんも納得してリハビリを始めるようになるケースは少なくありません。

こうした傾向は、特に男性に顕著《けんちょ》です。

リハビリに消極的な人は、めまいの専門外来を受診して、しっかりとリハビリの目的や効果について説明を受けることをお勧めします。

第5章

めまいを自分で治した体験手記

症例1［良性発作性頭位めまい症］

グルグル回るめまいが1カ月で完治し恐怖から解放された

大塚明子《おおつかあきこ》さん（仮名）　60歳女性　主婦

○怖くて目も開けていられない

私は10年以上、ひどい肩こりと腰痛に悩まされてきました。

2014年、手で持って使うマッサージ器の実演販売をデパートで見かけて、「これはよさそう！」と購入しました。

週に数度、1回につき3分くらい、左右の耳の後ろから首すじにかけてと、肩や腰に使いました。振動の強さがイタ気持ちよくて気に入っていました。

ところが1カ月後のある朝、たいへんなことが起こりました。ベッドから起き上がろうとすると、天井がものすごい速さでグルグル回っているのです。

自分と周囲の景色があまりにもグルグル回るので、怖くて目も開けていられません。

頭を動かすとグルグル回ることがわかったので、頭を動かさないようにじっとして、めまいが治まるのを待ちました。

「私の体は、どうなってしまったの？」

突然のことで、なにも考えられません。しばらくして、ゆっくりとベッドから起き上がって1階に降りました。すると、今度は部屋全体が回ります。

恐怖を覚えた私は、その日のうちに聖マリアンナ医科大学病院の耳鼻咽喉科《じびいんこうか》に行きました。検査の結果、右耳の良性発作性頭位《りょうせいほっさせいとうい》めまい症（48ページ参照）と診断されました。

肥塚泉《こいづかいずみ》先生によれば、マッサージ器の振動で耳の奥にある耳石《じせき》がはがれ、三《さん》半規管《はんきかん》に入り込んだことで、めまいが起こっているということでした。そんなことがあるのかと驚きました。

めまい止めの点滴をした後、肥塚先生が私の頭を動かし、耳石を元にあった位置に戻すエプレイ法（52ページ参照）という治療を受けました。この治療が効き、めまいが少しやわらいで気分もよくなりました。

○1週間後には症状が軽快し始めた

肥塚先生によると、良性発作性頭位めまい症はリハビリテーション（平衡訓練《へいこう》）によるセルフケアが欠かせないそうです。

肥塚先生が勧めてくださった「寝返り体操」（74ページ参照）は、耳石が三半規管の中で塊《かたまり》になるのを防いだり、三半規管から耳石を追い出したりする効果があるといいます。

「リハビリで治りますよ」という肥塚先生の言葉に励まされ、病院から帰った翌日以降、朝昼晩に寝返り体操をやるようにしました。

ベッドに横になり、「左、上、右」と声を出しながら、「今、耳の中の石を動かしているんだ」と意識して頭をしっかりと丁寧に動かしました。回数は1度につ

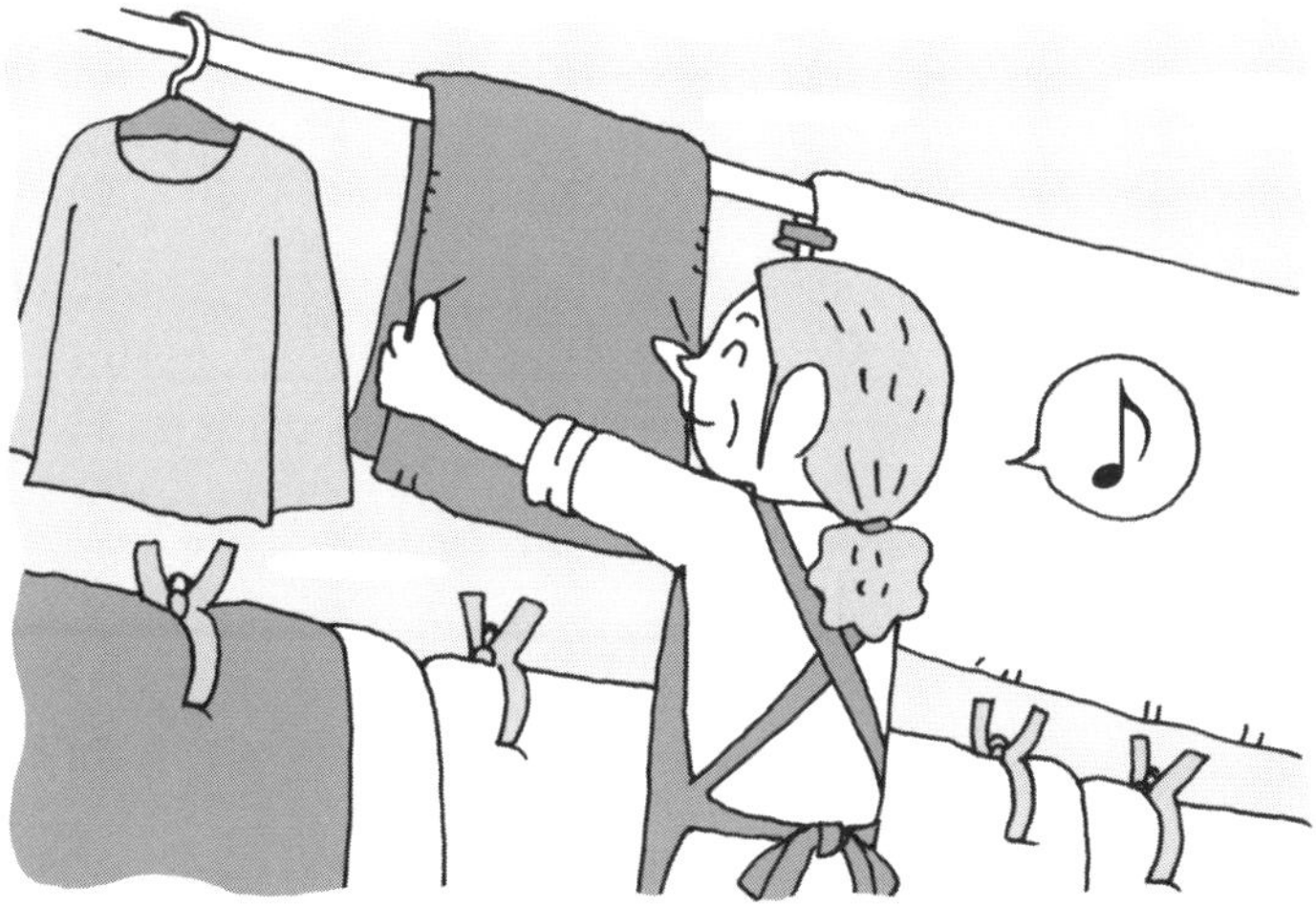
めまいが治って家事も楽しめる！

き10往復、時間にして4〜5分くらいです。

最初のうちは、寝返り体操の最中にめまいが起こりました。それがとても怖かったのですが、めまいを治すために続けました。

すると1週間ほどすると、寝たり起きたりしても、めまいがあまり起こらなくなったのです。

10日、2週間、3週間と時間が経つにつれて、めまいの回数はどんどん減り、私の心に居座っていた恐怖感もなくなっていきました。

1カ月経つ頃には、めまいは完全に消えました。そうなると「もう、いいか」と体操をサボりそうになります。でも、私は「毎日3度はやるんだ!」と決めて体操を続けています。

天井も自分もいっしょにグルグル回るという体験は、本当に恐ろしいものでした。しかし今では、「また来るのでは?」という恐怖から解放されて、家事にも集中でき、旅行や買い物もこれまでどおりに楽しんでいます。

めまいを予防するために、のど元を過ぎても、寝返り体操を続けます。

肥塚先生のコメント

良性発作性頭位めまい症は、耳石が耳石器《じせきき》からはがれて三半規管に入り込むことで発症します。

耳石がはがれる原因の1つに、女性ホルモン(卵胞《らんぽう》ホルモン)の分泌《ぶんぴつ》の低下があります。これによって骨がもろくなる(骨粗《こつそ》鬆症《しょうしょう》)のと同様に、炭酸カルシウムでできている耳石ももろくなる（耳石粗鬆症）からです。

大塚さんは更年期を過ぎ、骨粗鬆症のリスクが高くなっていました。そこに、マッサージ器による物理的な刺激が加わったことで、もろくなった耳石がはがれ落ちたのです。更年期以降の人がマッサージ器を活用する場合、頭や首への刺激は避けたほうがいいでしょう。

中高年の女性は、カルシウムをしっかりとる、適度な運動を心がけるなど、骨粗鬆症の対策を行うことで、良性発作性頭位めまい症を予防できます。

大塚さんは熱心に寝返り体操に励んだ甲斐《かい》があり、早く回復に向かいました。声を出してリハビリを行うメリットは、回数を正確に数えられる点です。必ずしも声を出す必要はありませんが、「何回やったかわからなくなる」という人は、声を出してリハビリを行うのもいいでしょう。

症例2〔良性発作性頭位めまい症〕〔メニエール病〕

外出前のリハビリでめまいを自分で予防できる！

鳥山良美《とりやまよしみ》さん（仮名）　60歳女性　主婦

○「地震はとっくに収まっているよ」

めまいは2012年の春、突然起こりました。

その日は、夕食後にホッと一息ついていた時間帯に地震がありました。

「あ、地震だ！」と私は思わず立ち上がりました。体が船に乗っているときのように右に左に持っていかれます。

テレビの画面は、私が住む地域の震度を〝3〟と表示しています。時間にして3〜4分でしょうか、あまりに揺れが続くので、「ずいぶん長い地震ね」と夫にいいました。

すると夫は、「地震はとっくに収まっているよ」と、あっけにとられています。

「えっ？　でも、なんだかすごく揺れてる……」

私自身は、波に揺られる小船に乗っている感じが止まりません。夫の言葉で、揺れはめまいによるものだと気づき、家具につかまりながら寝室に向かって、ベッドで横になりました。

翌朝、「もう、治ったかな」とベッドから起き上がったとたん、前日と同じように左右に揺れている感覚が起こり、立つことができませんでした。

脳の異常が心配だったので、近所の神経内科に行きました。夫の車で送ってもらう間も、体がゆらゆらと揺れ続け、不安でいっぱいでした。

CT（コンピュータ断層撮影）検査では異常がなく、「良性発作性頭位《りょうせいほっさせいとうい》めまい症（48ページ参照）だろう」ということで、めまい止めを処方してもらいました。

薬を2～3日飲むと、めまいはほとんど治まりましたが、めまいが起こるたびに薬を飲むのかと思うと、憂鬱《ゆううつ》でもありました。

◯寝返り体操でめまいを予防

私は、できれば薬に頼りたくありません。先々の健康管理を考えると、自分が本当に良性発作性頭位めまい症なのかを知る必要がありました。

そこで、専門医の確定診断をもらうために、聖マリアンナ医科大学病院の肥塚《こいづか》泉《いずみ》先生の外来を受診したのです。

目の動きや耳の聞こえなど、いくつかの検査を受けました。その結果、「良性発作性頭位めまい症に特有な目の動きが見られる」ということでした。

また、右耳の聴力が低下しており、メニエール病（54ページ参照）も併発していることが判明しました。メニエール病もめまいが起こるそうですが、私にはこれといって自覚はなかったので驚きました。

そして、肥塚先生が勧めてくださったのが「寝返り体操」（74ページ参照）です。この体操で、耳石《じせき》が三半規管《さんはんきかん》の中で塊《かたまり》になるのを防いだり、三半規管から耳石を追い出したりすることができるそうです。

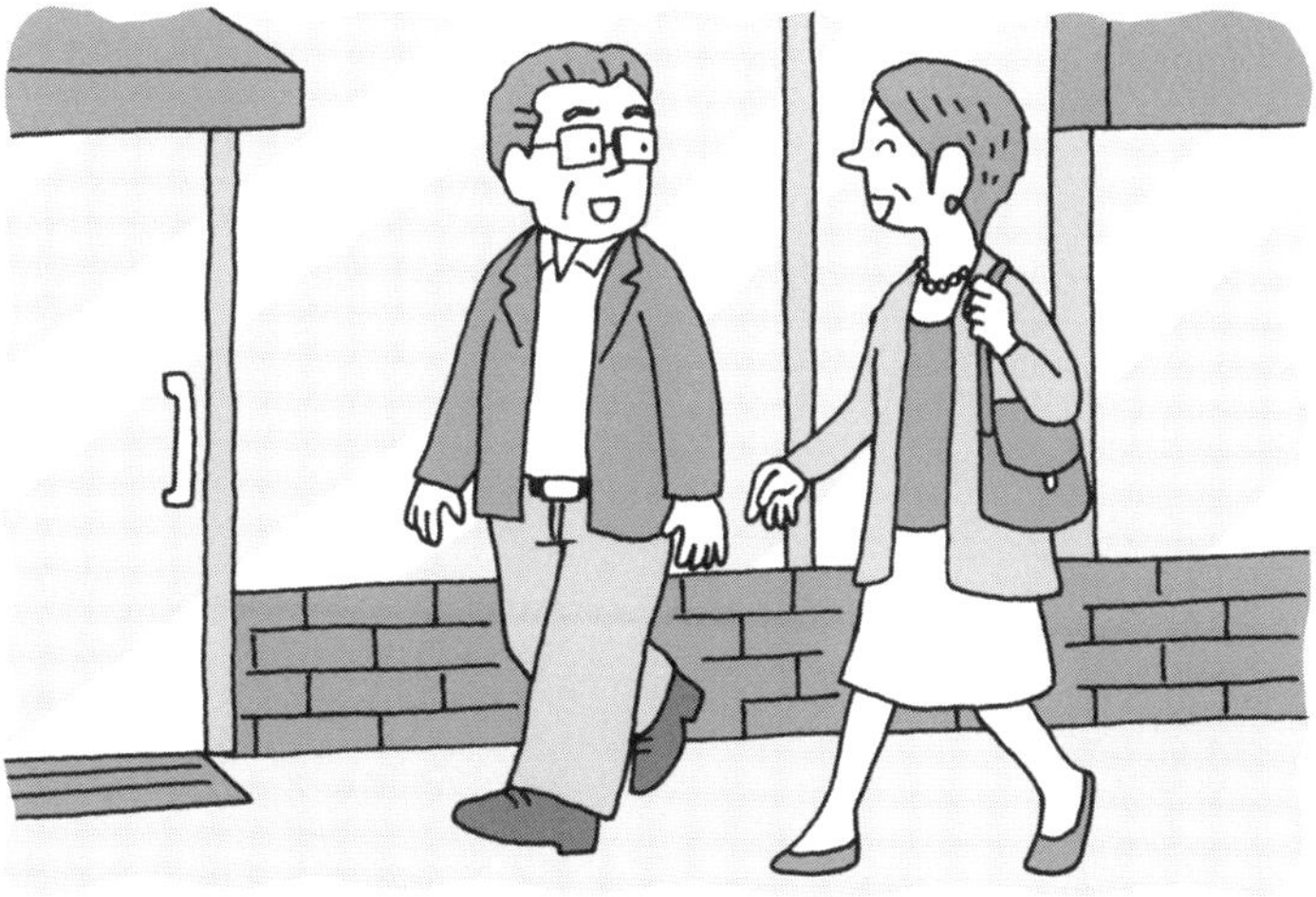

出先でもめまいが起こらない！

私は外来を受診した翌日から、ほぼ毎晩寝る前にベッドの上で、寝返り体操を5往復やりました。

すると、めまいは1週間ほどで完全になくなったのです。それに伴い、体操はお休みすることにしました。

でもその後、なんとなく体がフラッとすることがありました。

また、外出が増えたり、親の介護で疲れがたまったりしたとき、夜更かししたときなどに、めまいの症状が出ることもあったのです。

肥塚先生によれば、このめまいこそ、

メニエール病の症状ということでした。メニエール病は、精神的なストレスや過労が引き金になるそうです。

でも私は、自分のめまいがメニエール病の症状だとわかっても、不安にはなりませんでした。

なぜなら、外出の予定があるときには、出がけに10往復くらい寝返り体操をやっておくと、出先でめまいが起こらないからです。

私にとって寝返り体操は、めまい予防の〝特効薬〟です。薬に頼らず、自力でめまいに対処できるようになって自信がつきました。

肥塚先生のコメント

耳の病気が原因のめまいは症状が非常に激しいため、「脳の病気では？」と不安になり、まず神経内科や脳神経外科を受診するケースが一般的です。

しかし、脳に問題がなく、耳の病気が原因と診断された場合は、放置せずに、ぜひ耳鼻咽喉科《じびいんこうか》で検査を受けてください。

例えば、良性発作性頭位めまい症では、エプレイ法（52ページ参照）などの理学療法を行い、耳石を三半規管から排出する必要があります。

鳥山さんは、聴力の検査を受けたことで、メニエール病が隠れていることがわかりました。メニエール病や突発性難聴《とっぱつせいなんちょう》（60ページ参照）では、耳石がはがれやすくなり、良性発作性頭位めまい症も併発する可能性が高まります。

鳥山さんは良性発作性頭位めまい症を克服し、リハビリテーション（平衡《へいこう》訓練）をメニエール病および、これによって起こりやすくなる良性発作性頭位めまい症の予防に活用されています。

メニエール病の症状は間隔をおいて現れます。症状がないときには体操を休みたくなる気持ちはわかりますが、回数を減らしてもいいので続けましょう。

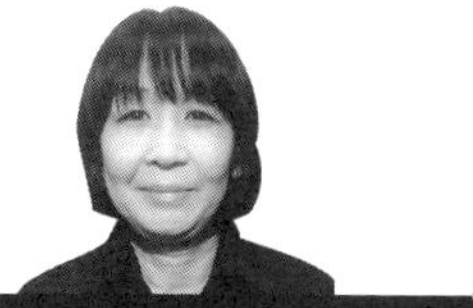

症例3〔メニエール病〕

トイレにこもるほどのめまいと吐き気がリハビリで解消

秋《あき》山《やま》恵《えつ》子《こ》さん　51歳女性　医局秘書

○においに敏感になり目がかすんだ

30代でメニエール病（54ページ参照）を発症し、かれこれ15年が経ちます。最初の発作のときは、グルグル回るめまいとひどい吐き気で、生きた心地がしませんでした。

ストレスがメニエール病の引き金になるといわれていますが、私もそうだったように思います。

2001年、聖マリアンナ医科大学病院の医局に異動になり、秘書の仕事に就きました。それまで携わってきた事務職では、書類作成が中心でした。

しかし、秘書になってからは、電話応対や医師の資料整理、会議の準備など、さまざまな業務に追われ、慣れるまで緊張の連続でした。

半年ほどしてようやく仕事に慣れたある日、体調に異変を感じました。部屋の空気、香水、病院の庭の雑草など、あらゆるにおいに敏感になったのです。

パソコンを見ると画面がぼやけ、目をこらしても焦点が合いません。ひどい肩こりになったかのように、肩がズーンと重くなりました。

「おかしいな……」と思った瞬間、激しい吐き気が始まり、目で追えないスピードで景色が右から左に流れ、グルグル回りました。私は這《は》うようにしてトイレまで行き、便器にしがみついて吐き続けました。

発作は勤務中に起こったので、耳鼻咽喉科《じびいんこうか》の外来に行き、肥塚泉《こいづかいずみ》先生に診《み》ていただきました。検査の結果、右耳のメニエール病と診断されました。

私は子どもの頃から耳が悪く、ときどきキーンという耳鳴りもしていました。学校の健康診断で引っかかったことはなかったのですが、今回の検査では聴力が下がっていることもわかりました。

しばらく薬を飲み、めまいが落ち着いたらリハビリテーション（平衡訓練《へいこう》）も行うように、肥塚先生からアドバイスをいただきました。

10日ほどして症状が落ち着いたところで、朝晩に「寝返り体操」（74ページ参照）を始めました。すると、わずか2～3日で調子がよくなったのです。

激しいめまいが去った後は、フワフワめまいが残っていたのですが、それがピタッとなくなり、胃のむかつきも消えました。

めまいの薬は2カ月でやめ、その後はリハビリのみを行いました。

○リハビリのおかげで発作は激減

メニエール病は、めまいのほかに、激しい吐き気もつらい症状です。

でも、リハビリをやるほど体調がよくなり、吐き気も起こらなくなりました。

おかげで、仕事に支障をきたす時間を抑えられ、気持ちも楽になりました。

肥塚先生のアドバイスにより、体調管理にも気を配り始めました。よく眠って

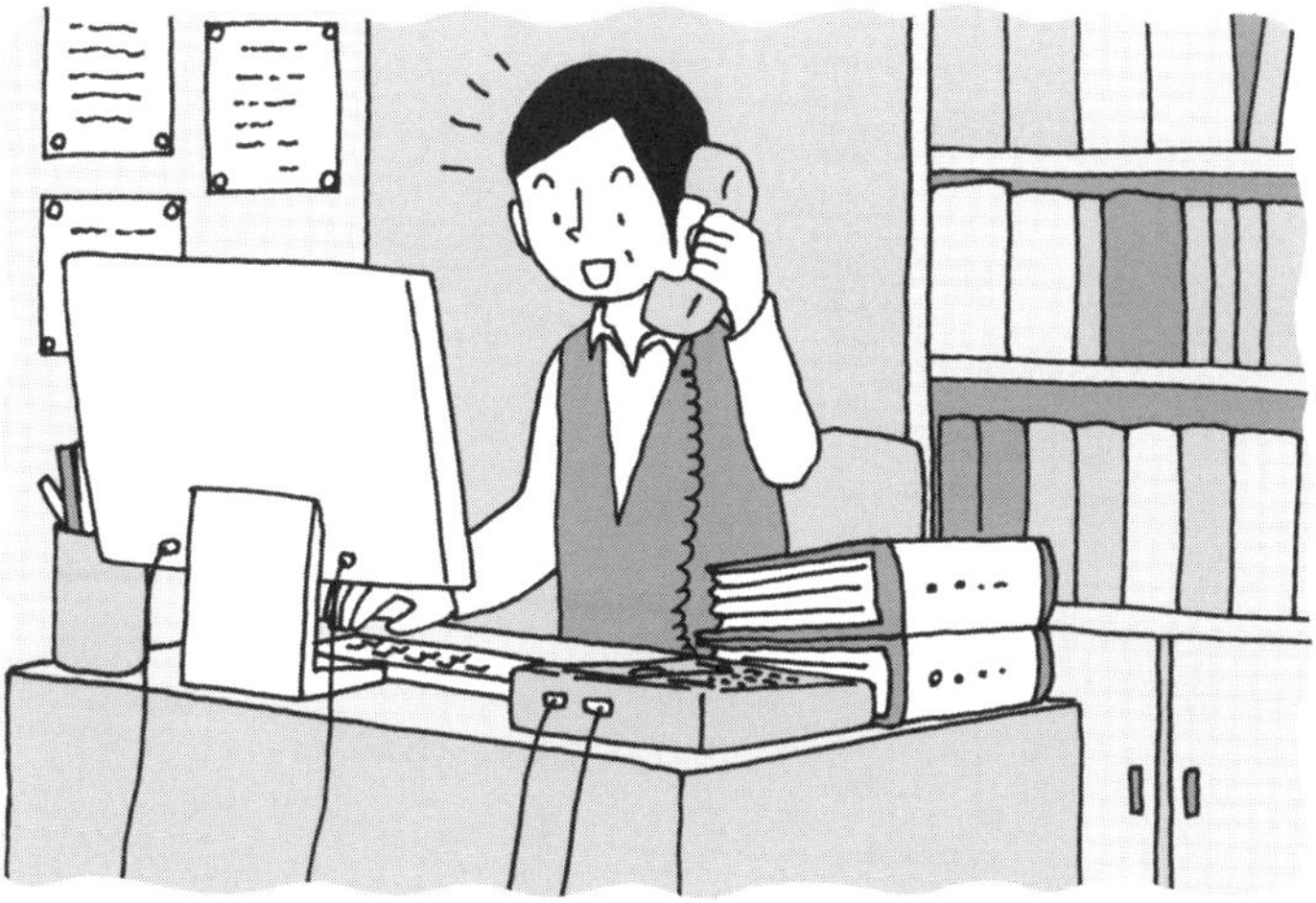

仕事に集中できるようになった！

疲労をためず、休日はのんびりと過ごすように心がけました。

その甲斐《かい》あってか、発作の回数は年々減っています。２０１４年頃までは年に2回ほど症状が出ていましたが、その後は1回程度です。

リハビリは、メニエール病が発症した最初の1年間は毎日やっていましたが、めまいがめったに起こらなくなって以降、基本的にはお休みしています。

症状が出ると1～2カ月間リハビリをやり、よくなったらお休み。また症状が出たら1～2カ月間やる、という感じです。自力でめまいに対処できるので、安心しています。

ところで、不思議なことがあります。肥塚先生が医局をのぞいて私に、「そろそろ検査を受けたほうがいいですよ」とおっしゃることがあるのです。

私としては問題ないつもりなのですが、検査を受けると聴力が下がっていて、その後に決まってめまいが起こります。

医局でチラッと顔を合わせるだけなのに……。肥塚先生には予知能力があるのでしょうか。いつか、お尋ねしたいです。

肥塚先生のコメント

秋山さんのように、職場の異動や転職がメニエール病の引き金になるケースは多く見られます。最近は、中学・高校受験のストレスから、メニエール病を発症するお子さんも少なくありません。

新しい職場、上司、親の期待に応えようとして精一杯に努力し続け、自分でも気づかないうちにストレスをため込み、ある日パンクしてしまう――。

それがメニエール病として現れます。秋山さんが感じたにおいや視力の異変、肩こりも、ストレスのサインだったと思われます。

秋山さんには、めまいや吐き気が強いときには安静にしていただき、急性期の症状が治まった後はリハビリを続けていただきました。

めまいの間隔が開いてきたのは、リハビリに取り組み、ストレスや体調をしっかり管理してきた成果でしょう。

秋山さんの質問にも、この場を借りてお答えします。私には予知能力はありません。ただ、人の表情や歩き方、服装、香水、髪型の変化などから、その人が感じているストレスや体調などを読み取ることは得意です。

患者さんと接するうえで、この特技はとても役に立っています。

症例4〔メニエール病〕

即効性があってビックリ！5年以上も小康状態をキープ

坂本和重《さかもとかずしげ》さん（仮名）　48歳男性　コンピュータエンジニア

○仕事のストレスが引き金に

私は26歳のときに、神経型ベーチェット病（全身の皮膚や粘膜を中心に急性の炎症をくり返す難病・ベーチェット病のなかで、神経系に症状が現れる病気）を発症し、聖マリアンナ医科大学病院に通院していました。

ベーチェット病の症状は人によって違いますが、私はしゃべれないほど痛い口内炎が歯茎や舌にできたり、頭痛がしたり、高熱が1カ月続いたりします。

ベーチェット病を発症して14年後、40歳のときに激しいめまいに襲われました。ひどい二日酔いで、立ち上がれない感じに似ています。あまりに目が回るので、脳が耐えきれなくて気を失いそうでした。

こうした症状をベーチェット病の主治医に相談したところ、耳鼻咽喉科《じびいんこうか》の肥塚《こいづか》泉《いずみ》先生の外来を受診するように勧められたのです。

目や耳の検査を受けたところ、両耳のメニエール病（54ページ参照）と診断されました。

原因といわれるストレスについては自覚していませんでしたが、肥塚先生から「坂本さんはマジメすぎますよ」と指摘されて気づきました。

その当時、私はコンピュータソフトを開発する会社に勤務していました。お客様から納期を急《せ》かされたり、「値引きを！」など無理難題を要求されたりして、交渉に手こずることもしばしばでした。

こうしたやりとりがストレスになり、めまいを引き起こしたようです。

でも、ベーチェット病に比べて、メニエール病は対処法がはっきりしているので気も楽です。

内耳《ないじ》の水ぶくれを改善する薬は半年ほど服用して中止し、利尿作用のある日本茶かウーロン茶をよく飲むように心がけました。

◯体のバランスがしっかりする

肥塚先生が勧めてくださった「寝返り体操」（74ページ参照）というリハビリテーション（平衡《へいこう》訓練）も実践しました。このリハビリは即効性がありました。回数や、頭を動かすときの秒数は決めませんでしたが、とにかく毎朝1度やりました。起きるときにやると、その後の1日がまったく違うのです。

寝返り体操をやっておくとフラフラ感が軽減し、体のバランスがしっかりするのがわかりました。自転車にも安心して乗ることができます。

寝返り体操は、メニエール病と診断されて2カ月くらい毎日行いました。その後、かれこれ5年以上、普段はフワフワもグルグルも起こりません。めまいが起こるのは、ベーチェット病の影響で体調が悪いときと、仕事で強いストレスが重なったときだけです。

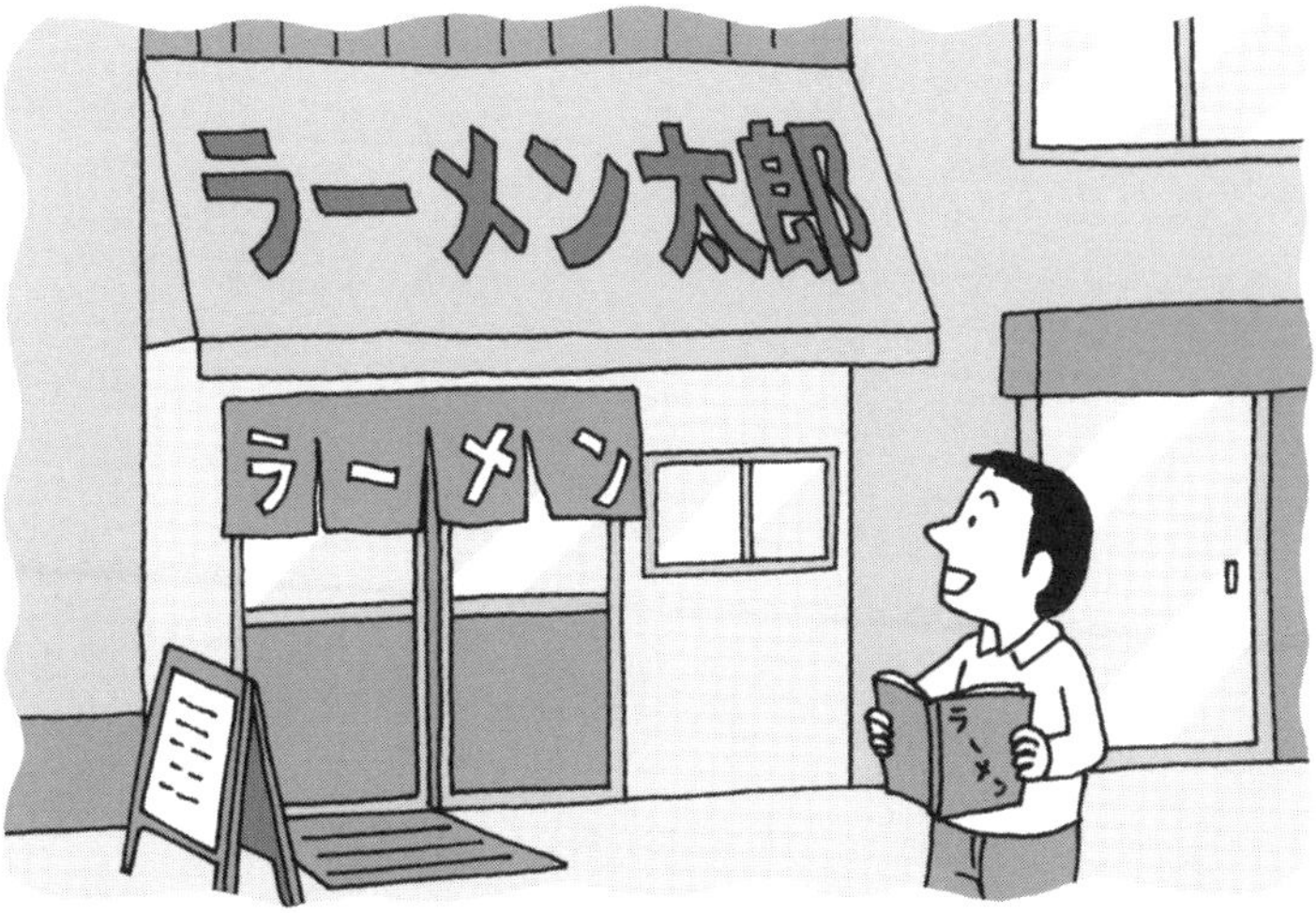

症状が消えて趣味の食べ歩きを満喫！

めまいが出そうなときには、無理をせずに体を休めて、寝返り体操に励んで予防しています。

肥塚先生は、物事を考えるヒントもくださいました。「〝病気は特徴〟ととらえると楽になりますよ」と私に教えてくれたのです。

「眉毛が太い、唇が厚いなどと同じように、病気は特徴です。眉が太ければ細く描けばいい。自分は悪い病気にかかったと思うと薬に依存してしまう。特徴だと思ったらどうでしょう」

物事のとらえ方を変えると、自分に振

りかかった事象が同じでも、マイナスではなくプラスにすることもできる——。私はそう考えるようになってから、つらいことがあったときでも、一瞬でストレスが発散できるようになりました。

ちなみに、私のストレス発散法はラーメンの食べ歩きです。病気の症状がつらくて気が滅入ったときも、おいしいラーメンを食べると気分が明るくなります。

メニエール病を改善できたことはもちろんですが、前向きに生きることを教えてくださった肥塚先生には心から感謝しています。

肥塚先生のコメント

坂本さんは、ベーチェット病の闘病を続けておられます。そうしたストレスに仕事上のストレスが重なり、メニエール病が発症したものと思われます。

メニエール病の患者さんに私がお話しするのは、「逃げ道を作ってください」ということです。

ストレスを抱えたままでいると、その閉塞感《へいそくかん》で自滅してしまい、症状のつらさを助長します。

逃げ道は人によって違います。夢中になれること、没頭できることを見つけてストレスを発散するのが重要です。

スポーツもお勧めですが、人とスコアを争うような競技は、ストレスになることもあるので避けましょう。

坂本さんのように、「外出する前に寝返り体操をしておくと、その日は１日調子がいい」という声は、多くの患者さんからも聞かれます。

朝起きて体調が普段と違うと感じたら、いつもより念入りに体操を行うといいでしょう。

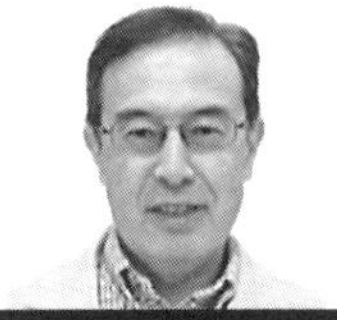

症例5〔前庭神経炎〕

地震のように揺れるめまいが1カ月のリハビリで完治した

近田《ちかだ》正英《まさひで》さん　56歳男性　外科医

○地面が揺れて歩けない

フラフラする感覚が起こるようになったのは、２０１６年春のことでした。そのときは、寝不足で疲れているのかなと思いました。

しかし、症状は４～５日かけて少しずつ悪くなりました。地震が起こったときのように地面がゆらゆら揺れて、一日中、気分が悪いのです。

やがて、その感覚は強まり、歩くのにも苦労するようになりました。こんな経験は初めてでしたから、私はパニックになっていました。

症状から脳梗塞《のうこうそく》が心配になり、脳神経外科でＭＲＩ（核磁気共鳴画像）検査をしましたが、異常はありませんでした。

そこで、私の勤務先でめまいを専門にしている肥塚泉《こいづかいずみ》先生の外来を受診したのです。

検査の結果、前庭神経炎《ぜんていしんけいえん》（64ページ参照）と判明しました。私の場合は、左耳の前庭神経に障害が起こっていました。

前庭神経炎は風邪を引いた後に発症しやすいため、ウイルス感染が原因と考えられているようです。

たしかに、症状が出る2週間ほど前に、少し風邪っぽい感じがしましたが、気にならない程度でしたので原因はわかりません。

肥塚先生は、めまいの治療にリハビリテーション（平衡訓練《へいこう》）を積極的に取り入れています。リハビリを行うと小脳が平衡機能を調節して、めまいを改善するということです。

私が教わったのは、「ブラントｰダロフ法」（78ページ参照）というものです。

ふとんの上に正座し、まず左側にパタッと倒れて、斜め上の天井を見ます。そのまま30秒間、頭の位置を保ち、元の姿勢に戻ります。次に、右側にも同じように倒れて元に戻ります。これを5回くり返します。

正確に動作を行うために、時計で秒数を測りながら行いました。

◯1週間で回復を実感！

リハビリ中に目がグルグル回ることはありましたが、めまいを治したい一心で、私は毎日、朝晩のリハビリを続けました。

私の専門は心臓の外科手術です。

当時、手術は問題なく行えましたが、長時間立ち続けるのがつらかったので、短時間で終わる手術のみをしていました。

ところが、リハビリを始めて1週間くらい経った頃、急に症状が楽になったのです。

「小脳が調節をするから、もう薬はいりませんよ」と肥塚先生にいわれ、めまい

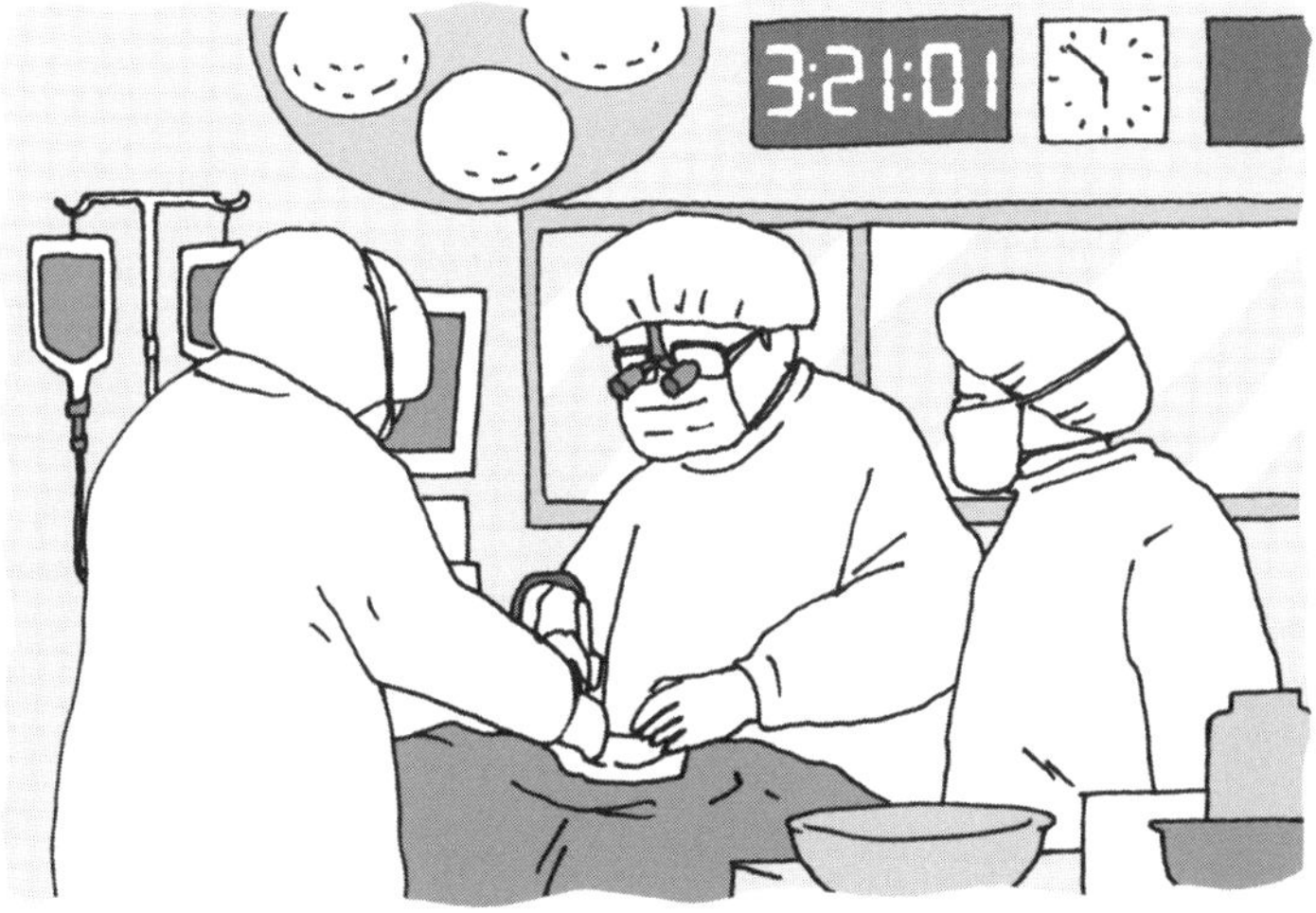

以前のように長丁場の手術もこなせる！

止めの薬は1週間でやめました。

まもなく、ふらつきがほとんど気にならなくなり、体調が順調によくなっているのがわかりました。

地面が揺れる感覚のせいで常に不快でしたが、気分が晴れ晴れしました。おかげで長丁場《ながちょうば》の手術もこなし、日常生活を取り戻すことができました。

さらに2週間ほどで、めまいは完全に治りました。

リハビリは1カ月ちょっと行い、その後の再発はありません。

ちなみに、病気が治ってからは、体を

いたわるように生活を見直しました。

ストレスや疲れが体調不良の誘因になると思い、夜更かしせずに睡眠をよく取って、無理をしないようになりました。飲み会でも、アルコールはほどほどにしています。

肥塚先生の言葉どおり、脳にはすばらしい調整能力があると実感しています。体の見事なしくみに改めて感動しています。

肥塚先生のコメント

前庭神経炎は原因不明の疾患《しっかん》ですが、ウイルス感染の関与が示唆《しさ》されています。近田先生の場合は、疲労で免疫力が下がり、ウイルスが前庭神経を攻撃した可能性が高いと考えられます。

前庭神経炎は、リハビリの効果が現れやすい病気です。近田先生のように、しっかりとリハビリに取り組むことで回復は早められます。

前庭神経炎のめまい症状は「まるで大地震が起こったよう」といわれるくらい強烈です。それほどの激しいめまいでも、リハビリによって小脳の働きを高めれば治すことができます。

この病気は再発するおそれはないので、めまいが治った後はリハビリの必要はありません。

しかし、大きなめまい発作はないものの、その後、軽いふらつきが続くケースもあります。こうした場合は、リハビリを続けておくことが症状の軽減につながります。

また、健康管理という点で、免疫力を低下させない工夫は必要です。

近田先生のように睡眠時間を増やしたり、お酒の量を調節したりして生活を見直すことは、免疫力を保つうえでも重要です。

コラム5

外来ハグ事件！？

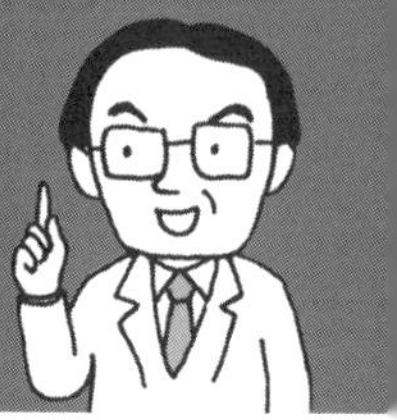

患者さんから、思わぬ〝お礼〟をいただくことがあります。

初診で来られた76歳のおばあちゃんは、良《りょう》性《せい》発《ほっ》作《さ》性《せい》頭《とう》位《い》めまい症（48ページ参照）で、頭を下げるとめまいが起こる状態でした。律儀な彼女は、めまいのせいでおじぎができないことが苦痛の種でした。

診察と治療を終えた10分後、私に思わずおじぎをした彼女は、頭を下げきったところで、「めまいがしません！」と目を輝かせました。「あっ！」と思った次の瞬間、私は彼女にハグされていました。周りの患者さんもスタッフも、ひしと抱きしめられる私を見て、目を丸くしています。

私も心底びっくりしました。と同時に、こんなにうれしいプレゼントに胸が熱くなりました。医者冥《みょう》利《り》に尽きる出来事です。

ちなみに、予防でリハビリを続けた彼女は、再発なしで治療を終えました。

第6章

めまいを起こしにくい体のつくり方

めまいを改善・予防するには、日常生活を見直すことも重要です。本章でご紹介する**「めまいを防ぐ生活10のコツ」**を実践してください。最初から全部できなくてもかまいません。リハビリテーション（平衡訓練《へいこうくんれん》）とともに、できそうなことから始めましょう。

［1日中は活動的に過ごす］

めまいの程度は、日が経つにつれて弱まっていきます。症状が残っていても、日常生活を送れているのならば、できるだけ活動的に過ごしましょう。

前述したとおり、**体を動かさずにいると、小脳が内耳《ないじ》の働きを補う機能（前庭代償《ぜんていだいしょう》）が働かないため、めまいはなかなか治りません。**

通勤で歩いたり、家事をこなしたり、散歩やウオーキングをしたりして、こまめに動きましょう。適度な運動は、内耳の血流促進、足腰の筋力強化、ストレス解消などの効果があり、めまいやふらつきの改善にも有効です。

ただし、めまいが脳の病気からきている場合は、動き回ると危険なことがありますので注意しましょう。

このほか、過去に脳梗塞《のうこうそく》を起こした人や、高血圧症、糖尿病といった持病がある人などは、主治医に相談しながら無理のない範囲で体を動かしましょう。

〔2 底の薄い靴を選ぶ〕

買い物や散歩などで外出するときには、靴選びもポイントです。

結論からいうと、靴（ウオーキングシューズ、スニーカー、パンプスなど）は、**できるだけ靴底の薄いものを選んでください。**

足裏は、地面や床からかかる圧力や重心を感じ取り、脳に伝えます。脳はこの足裏の情報や目からの情報をもとに、「自分がどんな場所に、どんな姿勢でいるか」を判断し、体の各所にバランスを取るための指令を出すのです。

このように、足裏は重要な役割をしていますので、靴底が薄いほど足裏は多くの情報をキャッチできます。底が厚い靴によって足裏の感覚が鈍くなり、脳に送られる情報量が減るのを防ぐことが目的です。

［3 杖や手すりを活用する］

左右両方の内耳が悪い人や、高齢でふらつきがある人は、杖《つえ》や手すりを大いに活用しましょう。足元がしっかりして外出が楽になります。

杖をついたり、手すりをつかんだりすると、手のひらを通じて体の動きや位置などの情報が小脳に送られます。

目や足裏に加え、手のひらからの情報が増えることで、小脳は体のバランスを取りやすくなるため、姿勢が安定してふらつきや転倒を防ぐことができます。

［4 栄養バランスのよい食事をとる］

食事の栄養バランスは、健康維持の基本中の基本です。

動脈硬化《どうみゃくこうか》を防いで、内耳や、平衡感覚を調整している脳幹《のうかん》・小脳の血流をよくすることが、めまいの改善や予防に直結します。

脂肪分が多い牛や豚のロース、ベーコンなどは悪玉コレステロールを増やして動脈硬化を招くので、できるだけ避けましょう。

低脂肪、低エネルギー（カロリー）で良質なタンパク源である魚や大豆製品を増やし、野菜、キノコ、海藻類を多くとるように心がけてください。

なお、**良性発作性頭位《りょうせいほっさせいとうい》めまい症**（48ページ参照）**の人は、食事でカルシウムをしっかりとるようにしましょう。**

特に女性は、閉経後に女性ホルモン（卵胞《らんぽう》ホルモン）の分泌《ぶんぴつ》が低下する影響で、カルシウムの吸収が悪くなります。その結果、骨密度が低下して耳石《じせき》がもろくなり、はがれ落ちやすくなるのです。

牛乳、コマツナ、小魚など、カルシウムが豊富な食品をとることが、良性発作性頭位めまい症の改善・予防になります。

40代以降になったら、年に1度は骨《こつ》粗《そ》鬆《しょう》症《しょう》の検査を受けましょう。

［5 アルコールやタバコに注意！］

体調がいいときに、ほどほどのアルコールを楽しむのはかまいません。

しかし、アルコールはめまいを悪化させたり、症状の引き金になったりすることがあります。症状があるときには飲酒を控えましょう。

一方、タバコは厳禁です。タバコを初めて吸ったとき、あるいは久しぶりに吸ったときに、頭がクラッとした覚えはありませんか。

タバコに含まれるニコチンには、血管を収縮させる作用があります。脳の血流が悪くなることで、あの感覚が起こるのです。

内耳を通る血管は、髪の毛よりも細くできています。**脳の血流が悪くなれば、当然、内耳もたちまち血流障害を起こして、めまいの原因になります。**

めまいがある人はもちろん、めまいが治った人にも禁煙をお勧めします。

〔6 安眠対策を取る〕

めまいを起こす前の生活について患者さんに尋ねると、「疲れが抜けませんでした」「寝不足が続いていました」という答えが多く返ってきます。

寝不足や過労は、その人の体の弱点を直撃します。つまり、めまいがある人は、症状の再発や悪化がしやすいのです。

「その日の疲れは、その日のうちに取る」を目標に、今までよりも1時間でも早くふとんに入って睡眠時間を増やしましょう。

また、寝つきが悪い、熟睡できないなどの理由から、睡眠薬や精神安定剤を常用する人は少なくありません。しかし、これらの薬が原因で、ふらつきやめまいが起こるケースも多く見られます。

そこで、次のような工夫をして、薬に頼らずに安眠を得ましょう。

- 昼寝は20分以内にとどめ、午後2時までにする
- 昼過ぎからはお茶、コーヒーなどのカフェイン飲料をとらない

- 日中、散歩やウォーキングなど適度な運動をする
- 寝る直前に熱いふろに入らない。テレビやパソコン画面などを見ない
- 寝室は寒すぎず暑すぎず、照明は暗くするなど、眠りやすい環境を整える

なお、**良性発作性頭位めまい症の人は、枕を高くして寝ることが症状の改善・予防になります。**

頭の位置が低いと、三半規管《さんはんきかん》に耳石が入りやすく、めまいが再発する可能性があります。そこで、高めの枕で頭の位置を高く保つことで、三半規管に耳石が入りにくくするわけです。

[7 ぬるま湯で半身浴をする]

入浴は、体を芯《しん》から温めて血流を促し、リラックス効果をもたらします。

ただし、熱いふろは心臓に負担となるので、**37〜40℃くらいのぬるめのお湯に**

して、みぞおちから下をお湯につける半身浴をしましょう。

肩が寒くなる場合は、乾いたタオルを肩にかけるのがお勧めです。入浴時間は20～30分を目安としますが、最長でも1時間以内にとどめます。入浴中は水分をこまめにとり、脱水を防ぎましょう。

浴室の温度が低くなる秋・冬は、いきなり湯船から出るのではなく、ゆっくりと出て浴室の温度に体を慣れさせてください。

【8 ストレスをためない】

めまいの発症には、ストレスが関連するケースが多く見られます。

前に述べたとおり、特にメニエール病（54ページ参照）の発症や悪化には、ストレスが深くかかわっていることが指摘されています。

メニエール病の患者さんは几《き》帳面《ちょうめん》な人が多く、自分でも気づかないうちにストレスをためがちです。

ストレス社会を生き抜くのは確かに大変です。しかし、ストレス社会の犠牲になってはいけません。

人間関係や仕事といった日々のストレスを緩和して、**心身をリラックスさせるためには、深呼吸が役立ちます。**

呼吸は、自律神経《じりつしんけい》（意志とは無関係に内臓や血管を調整している神経）が深くかかわっており、息を吸うときは体を活動的にする交感神経《こうかんしんけい》が優位になり、息を吐くときは体をリラックスさせる副交感神経《ふくこうかんしんけい》が優位になります。

ヨガや気功《きこう》など、呼吸法のやり方はさまざまなものがありますが、難しく考えずに「吐く息を長くする」を意識するといいでしょう。

［9 自分を大切にする］

人づきあいで相手を思いやることは必要ですが、人に合わせすぎない、気を使いすぎないことも重要です。

高齢の人であれば、例えば息子さんや娘さん夫婦からお孫さんの世話を頼まれても、「今日は無理だから、また今度ね」と言ってもかまわないのです。

趣味のサークルなどでも、苦手な人や嫌いな人とは無理につきあうことはありません。さりげなく距離を置きましょう。

また、マジメすぎるのもストレスがたまります。

「年だから」と消極的になったり、「若い人の模範になろう」とがんばりすぎたりせずに、**〝不良老人〟になるのもアリ**です。

不良といっても「悪事に手を染めよ」ということではありません。今まで我慢してできなかったこと、本当にやりたかったことにチャレンジするのです。

本当は着てみたかった派手な服を着て出かける、行ってみたかった居酒屋をのぞいてみる、未知の土地を旅する――。

心ときめく体験を増やすと、ストレスもたまりにくくなります。

そして、どんなことでもいいので、自分の好きなことを見つけましょう。

これといって思いつかなければ、カルチャーセンターの講座紹介の冊子を眺めてみると、ピンとくるものが見つかるかもしれません。

「本当は山歩きが好き。でも医者に止められている」という人でも、めまいの症状が落ち着いているときを見計らい、家族や友人を誘って出かけましょう。

「社交ダンスが好き」という人も、どんどんやればいいのです。足元が不安な人は、ダンスシューズのヒールを低くすれば安心です。


めまいだからといって、好きなことをあきらめる必要はありません。

[10 めまいは笑って治す！]

めまいやふらつきを気にしすぎると、気持ちが暗くなります。

病気を治すには、明るさと笑いが必要です。笑いが病気を改善することは、多くの研究で実証されています。

落語を聴く、お笑い番組を見る、ユニークなコミックエッセイを読むなど、どのような方法でもいいので、おなかを抱えて笑う機会を増やすように意識しましょう。

めまいが治ったら、あなたはなにをしたいですか？

ドライブしたい、ゴルフがしたい、旅行に行きたい……。症状がスッキリ消えたら叶えたい、たくさんの夢や希望が浮かんでくると思います。

本書のリハビリを続けた先には、ワクワクする楽しみが待っています。

めまいは、笑って治しましょう！

今月の目標

めまいの記録			
症状の詳細			めまいのレベル
めまいの症状が何回起こったか	どんな体勢、どんなタイミングでめまいが起こるか	めまい以外の症状はあるか	1／なし 2／弱い 3／やや強い 4／強い 5／非常に強い
3回	頭を右に倒したとき	吐き気	1 2 3 4 5
			1 2 3 4 5
			1 2 3 4 5
			1 2 3 4 5
			1 2 3 4 5
			1 2 3 4 5
			1 2 3 4 5
			1 2 3 4 5
			1 2 3 4 5
			1 2 3 4 5
			1 2 3 4 5

めまい改善ダイアリー

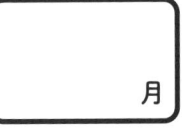

月

コピーして上下に重ね、壁などに貼りつけてご利用ください

	リハビリの記録							生活の記録			
	寝返り体操		ブラント-ダロフ法		指はココ！体操		首振りウオーキング	日中は活動的に動いた	食事の栄養バランスを意識した	前の日に安眠できた	ストレスを発散した
	朝	夜	朝	夜	朝	夜					
例	✓	✓					✓	✓			✓
1日											
2日											
3日											
4日											
5日											
6日											
7日											
8日											
9日											
10日											

				1 2 3 4 5
				1 2 3 4 5
				1 2 3 4 5
				1 2 3 4 5
				1 2 3 4 5
				1 2 3 4 5
				1 2 3 4 5
				1 2 3 4 5
				1 2 3 4 5
				1 2 3 4 5
				1 2 3 4 5
				1 2 3 4 5
				1 2 3 4 5
				1 2 3 4 5
				1 2 3 4 5
				1 2 3 4 5
				1 2 3 4 5
				1 2 3 4 5
				1 2 3 4 5
				1 2 3 4 5
				1 2 3 4 5

11日												
12日												
13日												
14日												
15日												
16日												
17日												
18日												
19日												
20日												
21日												
22日												
23日												
24日												
25日												
26日												
27日												
28日												
29日												
30日												
31日												

おわりに

めまいの治療において、私がリハビリテーション（平衡訓練《へいこう》）の重要性を確信したのは、１９９８年のことです。

米国テキサス州にあるＮＡＳＡ（アメリカ航空宇宙局）が計画した、宇宙での実験に参加したことがきっかけでした。

当時、ＮＡＳＡはスペースシャトル上で行う研究を公募していました。採用されたアメリカの研究者の案を、アメリカと日本、フランスの３カ国で共同研究を行うことになりました。

この頃、私は特殊なイスを使って耳石器《じせきき》の研究をしていました。

そして、スペースシャトルの搭乗員が宇宙を飛行する前後の耳石《じせき》の状態を、このイスで研究することが計画され、この研究を続けてきた私に白羽の矢が立った

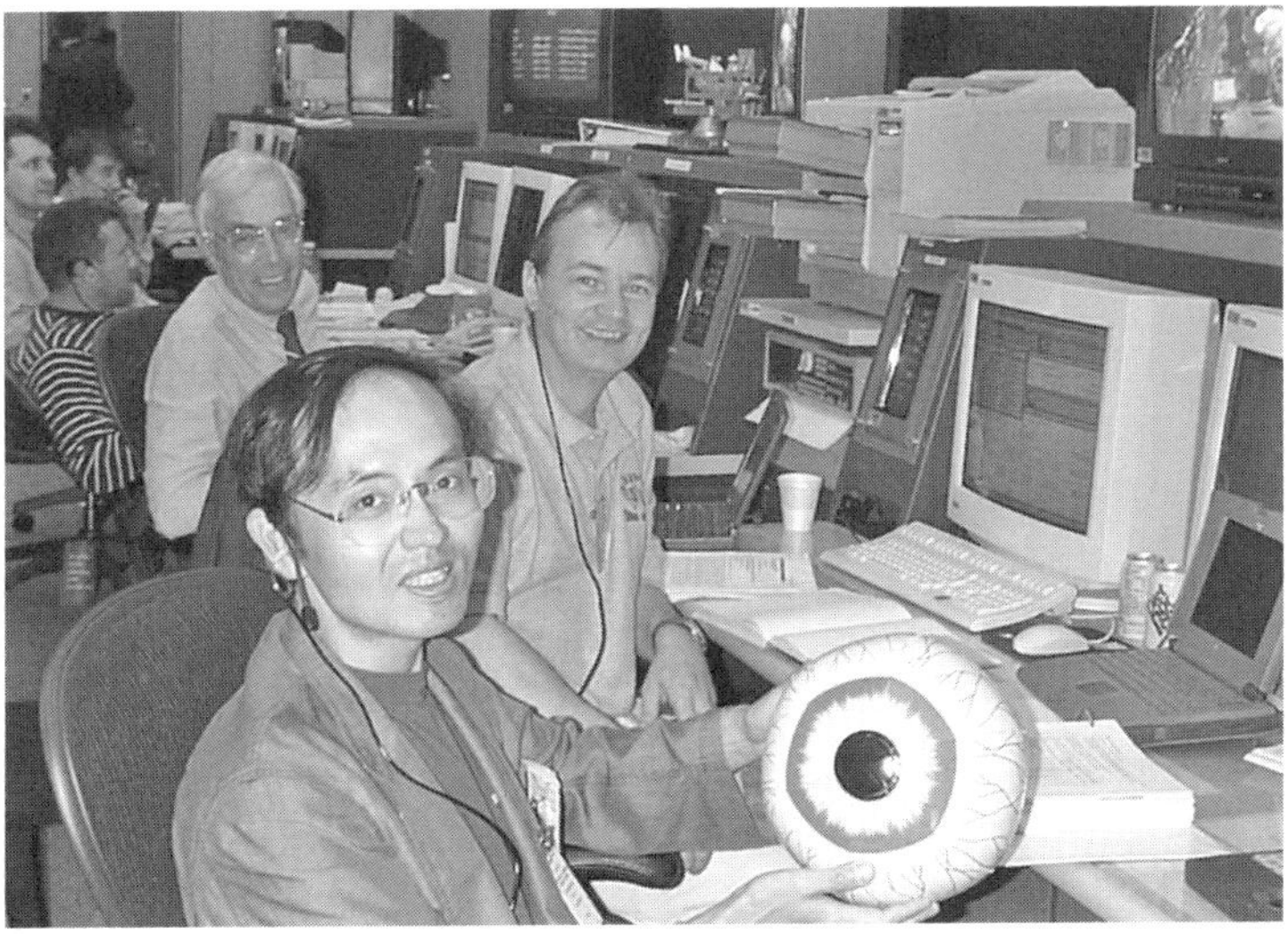

NASAとの共同研究に参加する著者（手前）

というわけです。

こうして、同年4月に打ち上げられるスペースシャトルのコロンビア号を利用して、「宇宙酔い」に関する実験を行うことになりました。

車に乗って起こる車酔い、船に乗って起こる船酔いと同じように、宇宙船に乗っても乗り物酔いが起こります。これを宇宙酔いといいます。

どんなに地上で訓練しても、初めて宇宙に出た宇宙飛行士の約70％が、打ち上げ後の30分から数時間で宇宙酔いを起こします。

今とは違って、当時は宇宙の滞在期間は2週間でした。宇宙酔いは1～2日続きます。その間は吐き気、嘔吐《おうと》、めまい、頭痛、食欲不振などの症状に悩まされます。

わずか2週間の貴重なミッションで、そのうち2日間も宇宙飛行士が使いものにならないとあっては大問題です。ミッションを成功させるうえで、宇宙酔いの克服は大きな課題でした。

私たちが注目したのは、宇宙における耳石器の働きでした。本文で述べたとおり、耳石器は体の傾きや前後・左右・上下方向の移動を感知する器官です。

頭や体を動かすと、耳石器の中にある耳石が重力や体の傾き・移動によってずれます。この耳石の動きを感覚細胞がとらえることで、自分の体の傾きや位置がわかります。

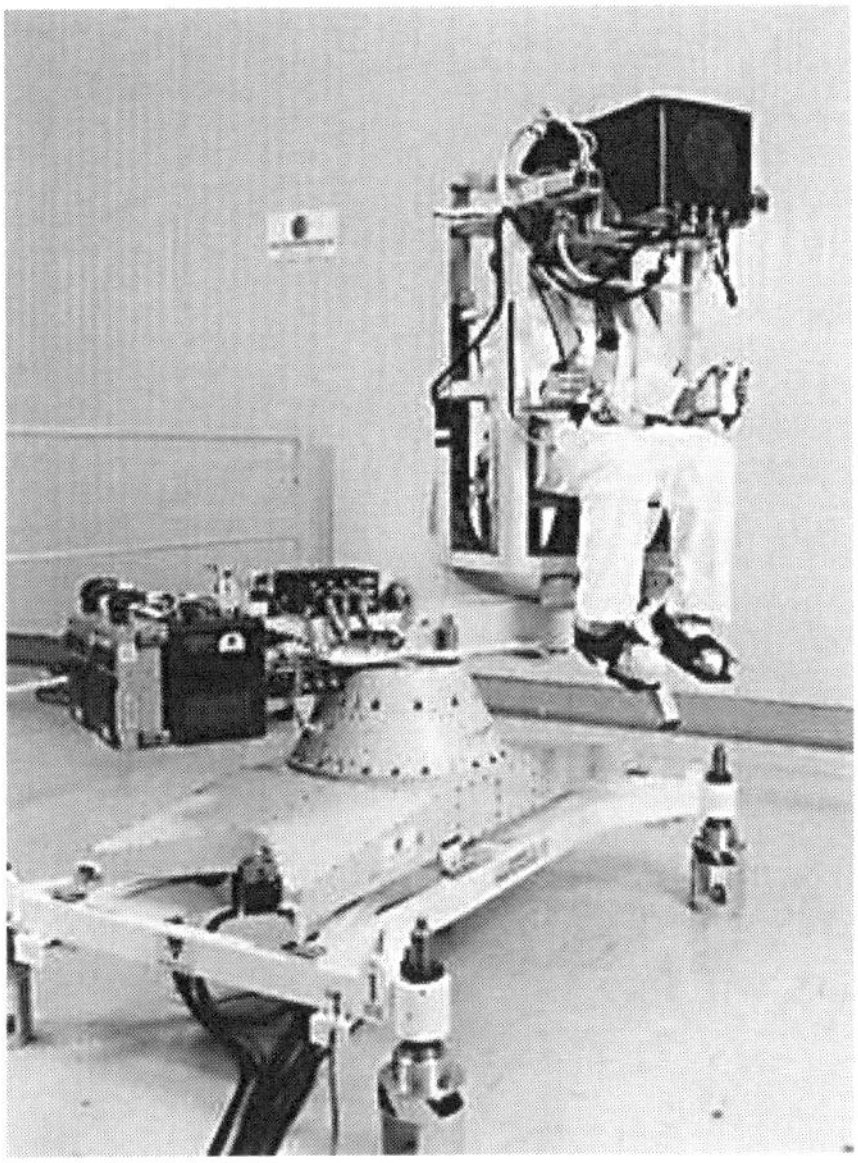
宇宙酔いの実験を行ったイス

しかし、宇宙には重力がないので、耳石は耳石器の中で動かずに浮いたままの状態になり、地上にいるときと同じように働くことができません。これが原因で、宇宙酔いが起こるといわれています。

我々の実験では、コロンビア号に搭載した特殊なイスに宇宙飛行士を座らせ、水平にグルグル回しました。

一定速度でイスを回すと遠心力が生じます。

地球上でこの実験を行うと、遠心力

だけでなく重力が加わるため、イスに座っている人は全身が斜めになっているような〝傾き〟を感じるのです。

一方、同じことを無重力の環境でやると、遠心力しか働きません。

そのためイスに座っている人は理論上、全身が〝移動し続ける感覚〟を抱くはずでした。

ところが、実験に参加した4人の宇宙飛行士の全員が、〝移動する感覚〟ではなく、地上にいるときと同じ〝斜めになる感覚〟を覚えたのです。

なぜ、宇宙飛行士たちは無重力の状態にいながら、地上にいるときと同じ感覚を持ったのでしょうか？

ポイントは、イスが回転している間、遠心力によってイスと接している背中やお尻で、ずれる感覚が生まれることです。

また、ひじや体の脇には、回転中のイスから圧される感覚（圧刺激）が伝わります。

つまり小脳は、地上で学習したバランスの記憶と、背中や腰などから送られてくる深部感覚をすり合わせて、無重力の状態であっても、地上にいるのと同じ感覚を再現してみせたのです。

「この実験結果は、患者さんの治療に還元できる！」と私は確信しました。無重力で左右の耳石の働きがゼロになった状況でさえ、小脳は体のバランス感覚を調整できたのです。

リハビリを行えば、目や手足の筋肉、関節などから、体の動きや位置などを知らせる情報が増えます。

小脳がそれらの情報を活用して、バランスを回復させる新たな回路をつくり出すことで、めまいは改善に向かうのです。

私は、コロンビア号での実験以降、めまいの治療にリハビリをどんどん取り入れるようになりました。

その後のいきさつは、本文で詳しくお伝えしたとおりです。

めまいに悩んでいる人に、私がぜひ伝えたいのは、「人間の体は、私たちの想像をはるかに超えて精緻《せいち》にできている」ということです。

めまいを治す回路は、あなたの体にきちんと備わっています。

毎日、１つのリハビリを実践すれば、その回路が働き始めます。少しずつでもいいので、今日からリハビリを始めてみませんか。

笑いと希望をもって、めまいを治していきましょう。

結びに、本書を出版するにあたって、私にめまい研究をするきっかけを与えてくださった故松永亨《まつながとおる》大阪大学名誉教授、めまい研究のご指導を賜《たまわ》った故久保《くぼ》

武《たけし》 大阪大学教授、宇宙医学研究のきっかけを与えてくださった故五十嵐眞《いがらしまこと》 慶應義塾大学名誉教授に、深謝の意を表させていただきます。

2017年2月

肥塚《こいづか》 泉《いずみ》

肥塚 泉 こいづか・いずみ

1981年、聖マリアンナ医科大学卒業後、大阪大学医学部耳鼻咽喉科、米国ピッツバーグ大学医学部耳鼻咽喉科、東大阪市立中央病院耳鼻咽喉科などを経て、95年、聖マリアンナ医科大学耳鼻咽喉科講師。97年、助教授。2000年、教授。同大学の「めまい外来」を率いて、これまで5万人以上を診察し、問診と検査でめまいを解決してきた。診療のほか、めまい疾患に対するリハビリテーション法の考案や、宇宙酔いに関する研究にも力を入れている。1998年には、NASAとの共同研究によりスペースシャトル・コロンビア号上で、宇宙酔いに関する実験も行った。テレビや新聞などメディアでも活躍中。

■ ビタミン文庫

めまいは寝転がり体操で治る

2017年 2 月25日　第1刷発行
2019年12月 3 日　第7刷発行

著者　肥塚　泉
発行者　室橋一彦
発行所　株式会社マキノ出版
〒101-0062 東京都千代田区神田駿河台2-9-3F
電話 03-3233-7816
ホームページ https://www.makino-g.jp/
印刷・製本　奥村印刷株式会社

お問い合わせは、編集関係は書籍編集部（電話03-3233-7822）、販売関係は販売部（電話03-3233-7816）へお願いいたします。

定価はカバーに明示してあります。

ISBN978-4-8376-1299-5